CONTRIBUTION A L'ÉTUDE

DE

L'INSOMNIE

PAR

Edward PEPPER, J[r]
Docteur en médecine de la Faculté de Paris.

PARIS
A. PARENT, IMPRIMEUR DE LA FACULTÉ DE MÉDECINE
29-31, RUE MONSIEUR-LE-PRINCE, 29-31.

1877

A LA MÉMOIRE

DE MA SOEUR

A MES PARENTS

DIVISION

I

Avant-propos.

II

Théories, observations et expériences récentes sur le mécanisme physiologique du sommeil et de l'insomnie.

III

Classification des causes du sommeil et de l'insomnie. Degrés et modifications fonctionnelles de l'insomnie.

IV

De l'insomnie dans quelques maladies; principalement dans les maladies fébriles.

V

De l'insomnie dans les maladies nerveuses.

VI

De l'insomnie dans les maladies mentales.

VII

Traitement.

VIII

Indications bibliographiques accessoires.

CONTRIBUTION

A L'ETUDE

DE L'INSOMNIE

I

AVANT-PROPOS.

Le sommeil est un acte naturel, périodique, réparateur, indispensable à la vie. Les perturbations de sa nature, de sa durée, indiquent ou présagent un trouble de la santé.

Le sujet est important et d'une vaste étendue.

Il serait téméraire de prétendre le traiter complètement dans une thèse, dont les proportions sont nécessairement limitées. Il faut se borner, après avoir effleuré l'étiologie et la physiologie de l'insomnie, à démontrer son importance pronostique dans certaines maladies.

Les maladies fébriles, nerveuses et mentales, tels sont les trois groupes nosologiques qui nous occuperont le plus.

Le sommeil est un besoin impérieux. Les plantes elles-mêmes ont leur sommeil, et ce repos nécessaire démontre l'obligation à laquelle est soumis tout être organisé.

L'homme ne peut se dispenser do sommeil. Il lui faut quotidiennement s'isoler dans cet état dont la vie végétative a la plus grande part.

Les anciens entouraient le sommeil d'épithètes. Ils l'appelaient « bienfaisant, réparateur ». Ils employaient à l'occasion des ressources artificielles pour le produire : le pavot est l'emblème de Morphée. Ils appréciaient la puissance du sommeil. C'est toujours en dormant que les héros d'Homère retrouvent la force nécessaire pour livrer de nouveaux combats ; c'est par un rêve qu'ils apprennent ce qu'il leur importe de connaître, ou que les dieux leur suggèrent d'audacieux projets. Le sommeil mal défini n'en était pas moins un agent auquel on reconnaissait une double puissance, matérielle et occulte.

La science a élucidé ces aperçus ; elle a noté les phénomènes, classé les affections, découvert leur cause et déterminé, dans la plupart des cas, le traitement approprié à la nature du mal. L'intérêt que présente l'étude du sommeil et de l'insomnie, s'est accru depuis les belles expériences physiologiques entreprises en France, en Amérique, en Angleterre et en Allemagne.

L'étude du sommeil se trouve si naturellement liée à celle de l'insomnie, qu'il est indispensable de les aborder de front. L'une élucide l'autre.

Une revue sommaire des idées admises sur le sommeil et l'insomnie, et sur leurs mécanismes physiologiques, est nécessaire avant d'arriver aux conclusions probantes fournies par l'observation directe du cerveau.

Les anciens ont cherché à « définir » le sommeil. Ils n'en comprenaient pas le mécanisme; aussi leurs définitions sont-elles défectueuses et partant inacceptables. La question a de tout temps occupé les philosophes et les penseurs : Platon et Aristote (1), et d'une manière bien plus autorisée, Hippocrate et Galien, se sont tour à tour efforcés de jeter quelque lumière sur un sujet d'un si puissant intérêt.

Il faut renvoyer à leurs ouvrages ceux qui seraient curieux de connaître leurs idées ; mais il est permis de noter qu'Hippocrate, avec l'intuition merveilleuse dont il donna tant d'exemples, est certainement celui qui s'est rapproché le plus de la vérité « Somnus labor visceribus... motus in somno intro vergunt. » Il entrevit le travail de réparation organique qui s'opère pendant le sommeil.

Pour les anciens, le sommeil était l'image de la mort. Ce n'est qu'avec une sorte de crainte superstitieuse qu'ils abordaient une telle question.

L'ignorance et les ténèbres régnaient partout autrefois sur ces problèmes de la vie. On a toujours plus ou moins confondu avec le sommeil : l'état soporeux qui n'est qu'un état incomplet se rapprochant plutôt de l'insomnie, l'état somnolent, le coma, l'état asphyxique incomplet, la narcose artificiellement produite, la catalepsie et la mort apparente elles-mêmes. Ces confusions semblent persister encore, en partie du moins, et ce n'est pas là une des moindres difficultés qu'aient eues à vaincre les idées modernes fondées sur l'observation directe de ce qui se passe dans la circulation du cerveau durant le sommeil.

A l'époque actuelle, nombre de savants et de chercheurs assidus s'occupent de ces problèmes, étudient le sommeil,

(1) Aristote, De somno et vigilia, cap. III.

s'efforcent de le comprendre, tentent de l'expliquer. « Car, dit Hammond (1), l'état de repos général qui accompagne le sommeil, est d'une importance spéciale en permettant dans l'organisme que la nutrition du tissu nerveux continue plus active que sa transformation destructive ne le puisse faire; les mêmes phénomènes s'observent naturellement dans les autres organes. Mais ceci est de moindre importance, car même quand nous sommes le plus éveillés, ils obtiennent tous un repos notable. Ainsi du cœur où une contraction et une dilatation sont suivies d'un temps d'arrêt; ainsi de l'acte respiratoire que l'on peut diviser en trois temps, dont un de repos. Il en est de même dans les glandes et les muscles; aucun, durant l'activité la plus soutenue, n'agissant avec continuité. »

« Mais pour le cerveau, point de trêve, si ce n'est durant le sommeil, et même alors, comme nous le savons tous, le repos n'est que relatif. »

« L'insomnie au contraire, comme le dit Fouquet (2), est déprimante, elle affaiblit nos forces vitales, fatigue notre intelligence, nous fait reconnaître toute notre fragilité; elle provoque une sorte d'éréthisme nerveux qui laisse à sa suite les maux de tête, les vertiges, l'épuisement, les névroses, la folie; sa continuité entraîne l'insomnie opiniâtre, invincible, et le malade tombe dans une obtusion des facultés, une hébétude physique et morale qui indique assez quelle atteinte l'insomnie porte à nos facultés mentales, et combien elle menace l'existence elle-même. »

« Enfin, elle peut être cause de mort, soit qu'en altérant la santé, elle détermine des affections fatales, soit qu'elle

(1) Hammond. On Wakefulness, with an introductory chapter on the physiology of sleep. Philad., 1866.

(2) De l'insomnie, de ses causes et de son traitement. Thèse de Montpellier, 1867, n° 77.

ait, par la privation du sommeil, épuisé graduellement toutes les ressources de la vie. »

Tout le monde reconnaît ces vérités, que l'expérience et la clinique démontrent journellement.

Le sommeil de l'enfance n'a pas été suffisamment observé. Il peut cependant fournir des enseignements et indiquer le rôle important que le repos joue dans la reconstitution de l'être.

Les premiers temps de la vie sont presque végétatifs ; la somnolence est à peine interrompue par l'allaitement et l'articulation de quelques plaintes.

A mesure que l'enfant se développe, les heures de veille augmentent ; mais pendant bien des années subsiste un besoin de repos prolongé en rapport avec l'accroissement du corps. Le calme est complet, presque fœtal ; rien, si ce n'est la douleur, ne trouble cet état, rarement hanté par des rêves : ni le bruit, ni le mouvement, ni la lumière, ni la position ne le gênent. Là où un adulte ne rencontre que des conditions impropres au repos, l'enfant s'endort d'un sommeil profond. Partout et toujours il prend la somme de sommeil dont la nature détermine la nécessité ; et chacun sait combien ce sommeil de l'enfance résiste aux influences extérieures.

N'est-ce point une leçon dont l'observateur doit faire son profit? La vie naissante est largement favorisée par les périodes de sommeil ; l'anémie soporifique et comparative où est le cerveau, en limite l'usure ; ce calme remplace l'activité fonctionnelle de l'état de veille. Tel est le rôle prépondérant que le sommeil remplit chez les humains.

Le sommeil physiologique et normal, quant à sa durée et à son intensité, est donc indispensable à la conservation de la santé. Il ne l'est pas moins pour la recouvrer quand elle a été perdue, à la suite d'excès quelconques ou par l'effet de la maladie. Une des premières questions que le médecin adresse à son malade a trait au sommeil; combien de fois entend-on dire avec raison : « S'il dort, il est sauvé. »

L'absence forcée de sommeil constitue un véritable martyre. Parmi les supplices en usage chez les tortionnaires, la privation de sommeil était connue par sa cruauté. Le prisonnier, violemment troublé chaque fois qu'il fermait les yeux, dépérissait insensiblement pour succomber enfin à ces secousses lentes et continues.

Ainsi donc, le sommeil est un besoin impérieux; c'est la période de repos de l'organisme. C'était déjà pour Bichat une manifestation « de la grande loi d'intermittence » qui régit tout effet de notre activité intellectuelle, volontaire, motrice, sensitive. Un pas de plus, et il sera constaté qu'il doit y avoir dans le sommeil non-seulement intermittence, mais autant que possible, périodicité, pour que le sommeil soit vraiment et complètement réparateur, et que le jeu régulier des fonctions s'accomplisse.

Pour Broussais, le sommeil est « la cessation des fonctions des sens et des muscles soumis à la volonté... la diminution des phénomènes principaux qui constituent l'état de vie. »

Pour Longet (1) le sommeil n'est que la suppression d'un ordre, la cessation d'une harmonie (2), qui, durant l'état de veille, existe entre les différentes facultés et fonctions intellectuelles et physiques; les fonctions animales seules exceptées.

Pour Vierordt (3), c'est durant l'état de veille que les fonctions offrent de la désharmonie, et l'on conçoit que

(1) Broussais. Physiologie appliq. à la pathologie, t. I, p. 242.

(2) Longet. Traité de physiolog. 3e édit., 1869, t. III, p. 650.

(3) Vierodt. Grundriss der Physiol. des Menschen, IIe édit. 1862, p. 492.

l'exercice plus actif de la volonté soit la cause invoquée pour expliquer cette perturbation.

Burdach (1) attribue le sommeil à la suppression des antagonismes entre les impressions des sens et la conscience, au retour à la vie embryonnaire ?

A ce sujet l'on remarque que les fonctions animales sont simplement diminuées durant le sommeil quant à la manifestation physiologique de leur activité et conséquemment quant à cette activité elle-même. L'imagination, et la mémoire, dans quelques cas, paraissent exceptionnellement augmenter de vivacité et de puissance. Si ces faits sont incontestables, comme nous en avons journellement conscience et comme les exemples placés sous nos yeux le démontrent, il ne faut pas oublier qu'ici l'entendement et le jugement sommeillent ; ce qui doit rendre circonspect dans toute affirmation.

Démontrer la nécessité du sommeil n'est point le définir dans sa nature. Nous n'avons pas encore une définition satisfaisante du sommeil.

La sensation qui résulte de l'épuisement du système nerveux entraîne à sa suite le sommeil. Elle peut être comparée à la faim, à la soif. Il y a dans l'un comme dans les autres cas, un besoin de réparation qu'on ne peut négliger sans que la vie s'éteigne. Les personnes qui dorment peu sont toujours maigres ; les aliénés en proie à l'insomnie offrent une émaciation constante. « Otez à « l'homme le sommeil et l'espérance et il sera le plus malheureux des êtres. »

Le besoin de sommeil est tellement impérieux qu'il se produit même dans les conditions qui sembleraient devoir l'exclure.

(1) Burdach. Physiologie humaine : SOMMEIL.

Les historiens rapportent que des suppliciés s'endormirent sur la roue.

Hammond a vu pendant la guerre de Sécession des escadrons entiers dormir en chevauchant. La force de résistance physique et morale était vaincue par l'insomnie. Le fait du reste est presque commun; il s'est produit dans toutes les grandes guerres. Il est des fantassins qui dorment en marchant.

Hammond est amené ici à discuter une question de droit militaire. Il blâme la peine capitale infligée aux sentinelles, aux factionnaires d'avant-postes qui sont surpris endormis. Cette législation, dit-il, est un reste de barbarie qui doit tomber devant le fait logique, puisqu'il est matériellement impossible de résister au sommeil.

Les considérations de l'école allemande, purement philosophiques, s'écartent de notre but. Nous ne pouvons que les mentionner sommairement, plus loin. Quant à la durée du sommeil elle s'explique en deux mots : le sommeil est variable suivant les individus, et sa durée diffère chez une même personne d'après les circonstances dans lesquelles elle se trouve placée.

Si le sommeil a une telle importance, l'insomnie ne doit être négligée en aucun cas; car de l'insomnie dépendent des complications funestes. Le praticien devra, sans relâche et sans jamais se décourager, s'efforcer de la combattre par tous les moyens que la science moderne a si heureusement mis à sa portée. Quant le besoin de réparation nerveuse que chaque pensée que chaque acte entraîne, se fait sentir et invite l'homme à se retremper dans le sommeil, il doit sans tarder obéir à cet appel. Le besoin de réparation nerveuse l'emporte même d'après les expériences de Chossat, sur celui de tous les autres organes. Chez les animaux soumis à l'inanition, il a pu voir « que la masse du système nerveux diminue à peine, tandis que les autres parties du corps perdent une portion notable de leur substance. » (1)

Le proverbe populaire « qui dort dîne » aurait ainsi sa raison d'être. Le corps est renouvelé par le sommeil comme pas l'effet de la digestion. Les qualités morales elles-mêmes se retrempent dans le sommeil. L'âme a plus de ressort, le courage plus d'impétuosité, l'intelligence plus de subtilité, après le repos. A la période d'épuisement succède une vitalité nouvelle. Le savant, l'artiste, le soldat ne sauraient être complets s'ils refusent le délassement nécessaire à leurs organes fatigués.

II

THÉORIES, OBSERVATIONS ET EXPÉRIENCES RÉCENTES SUR LE MÉCANISME PHYSIOLOGIQUE DU SOMMEIL ET DE L'INSOMNIE.

L'importance du sommeil normal quant à sa durée, à son intensité et à ses époques a été constatée. La gravité de l'insomnie a été exposée d'une façon générale. Il est plus facile d'aborder l'étude des principales théories émises sur le mécanisme du sommeil, de citer brièvement les observations et les expériences physiologiques récentes sur lesquelles s'appuie chacune d'elles.

(1) César Henry. Thèse, 1855.

Ces considérations ne sont pas en dehors du sujet. Elles sont indispensables à sa compréhension. Une concision extrême nous est cependant imposée par les limites mêmes de ce travail.

Pour expliquer le sommeil nous trouvons quatre théories principales : la première mécanique, la deuxième et la troisième chimiques, la dernière physiologique.

La première, celle de Dickson, de Haller, de Marshall Hall (1), de Sieveking, de Barthez et de M. Gubler (2) conclut à une stase veineuse, à une compression légère exercée sur le cerveau.

Cette théorie, anciennement admise sans discussion, doit à M. Gubler quelques-uns de ses principaux arguments.

Les faits, que M. Langlet (3) a habilement groupés, paraîtraient probants si l'on ne considérait que la surface de choses : congestion de la face observée chez beaucoup de dormeurs : congestion de la conjonctive oculo-palpébrale et état de rétraction de la pupille, comme dans certains cas de congestion cérébrale ; action de la position horizontale sur la circulation de l'encéphale ; somnolence fréquente chez les sujets pléthoriques, enclins aux congestions du cerveau.

Les arguments tirés de ces faits sont tous réfutés par les objections suivantes : La congestion des parties extra-crâniennes n'implique pas celle des parties intrà-osseuses (4). La congestion de la conjonctive et la contraction de la

(1) Marshall Hall., Observations in medecine, 2. série, p. 27.

(2) Gubler. Adresse à la Société médicale des hôpitaux. In Union médicale, 20 mai 1858, p. 256.

(3) Langlet. Etude critique sur quelques points de la physiologie du sommeil. Paris, 1872.

(4) Tardieu. De la pendaison.

pupille ne sont pas nécessairement dues à la congestion cérébrale; il serait plus important de connaître l'état de la rétine, l'état du fond de l'œil, impressionné d'une manière plus directe par tout état congestif de l'encéphale. Or, l'on est amené à penser que cet état est l'opposé de la congestion. Ce qui se passe dans le sommeil produit par les agents hypnotiques, d'après les expériences de Hammond et de Weir-Mitchell, démontre en tous cas une anémie des parties profondes du globe de l'œil. De plus la contraction de la pupille n'est pas constante. Elle est liée quand elle existe au strabisme interne qui est un effet physiologique du sommeil, comme le remarque M. Claude Bernard (1). Quant à la position horizontale, le dormeur l'adopte parce qu'elle est la plus commode, et elle ne produit pas nécessairement la congestion de l'encéphale. Flemming a fait observer que la position horizontale entraîne plutôt l'anémie relative du cerveau par extension forcée et compressive des vaisseaux artériels du cou; qu'elle favorise cet état comme le fait la compression directe des carotides.

Enfin si la congestion cérébrale qui accompagne la pléthore produit la somnolence; l'anémie (quand elle n'est pas liée à un éréthisme nerveux, à la congestion relative du cerveau ou bien à l'altération constitutive du sang) produit le sommeil. La différence est dans la nature même des faits observés. La somnolence produite par la congestion est le premier degré du coma. L'anémie produit le sommeil naturel.

Nous ne mentionnons pas (2) les arguments de moindre

(1) Cl. Bernard. Leçons sur les anesthésiques, p. 220.

(2) L'hypnosie ou maladie du sommeil, où l'autopsie a montré la congestion des méninges et du cerveau a été invoquée. Il s'agit ici d'un état pathologique. L'on a aussi parlé de la digestion comme produisant de la somnolence; de l'action congestionnante attribuée à l'opium, etc. Videte infra.

importance, ceux dont la réfutation est encore plus facile.

Une deuxième théorie est celle récemment émise par Sommer.

S'appuyant sur des données chimiques; il affirme la diminution dans la quantité d'oxygène emmagasinée pendant le sommeil précédent. De là nécessité d'un nouveau repos pour l'organe pensant et appel aux forces réparatrices de la nature.

Cette rénovation est encore inconnue dans son essence, avoue-t-on, mais les procédés chimiques par lesquels elle s'opère sont nettement définissables. Les auteurs allemands qui se sont ralliés à cette théorie s'appuient sur des faits d'observation qui montrent que : 1° il est rendu moins d'acide carbonique de nuit que de jour; 2° Il est absorbé plus du double d'oxygène la nuit que le jour. De ces prémisses (2) ils concluent à la rétention de l'oxygène en excès jusqu'au moment où il est rendu sous forme d'eau et d'acide carbonique. Le sommeil est tout à la fois le résultat de la privation d'oxygène et le moyen d'y remédier. Il se prolonge jusqu'à provision faite de ce grand stimulus chimique, auquel ils rapportent ainsi toute manifestation plus tranchée de notre activité intellectuelle.

Kohlschütter (3) appuie cette théorie de son autorité en disant que lorsque l'oxydation perd de son intensité l'excitabilité du cerveau diminue. Pour lui, l'anémie somnifère est donc produite par la diminution d'une action réflexe.

Preyer fournit des arguments en faveur de l'importance attribuable à l'état oxygéné du sang qui se porte au cer-

(1) Sommer. Zeitschr. fur. ration. Med. B. XXIII, 3 Reihe, 2, 3.

(2) Pettenkofer et Voit. In Compte-rendu à l'Académie des sciences de Bavière, X, nov. 1866.

(3) Kohlschutter. In Zeitschr. fur rat. Med. B. XXXIV, p. 42. Mekanik des Schlafes.

veau (1) : « Pendant le travail intellectuel il circule plus de sang dans le cerveau, absolument comme il en circule davantage dans les muscles et les parenchymes glandulaires pendant l'exercice de leur activité intermittente. Une quantité de sang riche en oxygène est portée par les carotides internes dans les vaisseaux encéphaliques pour retourner au cerveau à l'état de sang veineux, c'est-à-dire privé d'oxygène. L'oxygène disparu a été retenu par le cerveau et utilisé pour les transformations oxydantes qui se passent dans l'intimité de nos tissus. Le cerveau cesse en partie son travail quand les carotides sont liées ou comprimées. Les grandes pertes de sang produisent la somnolence (2). L'air imprégné d'acide carbonique (air privé d'une partie de son oxygène par déplacement) produit toujours la somnolence. On pourrait invoquer ici une action toxique légère (?) si ce n'est que l'air où l'on a laissé se répandre une faible quantité d'azote amène infailliblement le même résultat. Même pour l'observateur superficiel la réalité des actions chimiques qui se passent dans le cerveau est prouvée par la transformation du sang artériel en sang veineux (3). »

Cette deuxième théorie attribue donc le sommeil à une sorte d'asphyxie carbonique. Les objections qu'on lui fait sont moins sérieuses que celles qui ont été rapportées comme détruisant la valeur de l'ancienne théorie. Elles sont surtout tirées des considérations suivantes : ce som-

(1) Preyer, in Revue scientifique. Juin 1877.

(2) Ceci n'est exact que lorsqu'il n'y a ni altération du sang, ni congestion cérébrale relative, ni complication nerveuse.

(3) L'espace nous manque pour parler de l'hypothèse fantaisiste récemment émise par Pfluger, qui rapporte l'état de veille à l'accélération des vibrations(?) intra-moléculaires dans le cerveau, qu'il compare aux « explosions rapides des flammes chantantes. » Il est impossible de démontrer l'existence de ces vibrations. C'est une pure spéculation. (Voir Pfluger : Théorie du sommeil, trad. par Thomas in Revue de Hayem, 1876).

meil serait, d'après cette hypothèse, de toute nécessité dès que les muscles et les viscères auraient usé la provision d'oxygène indispensable à la veille. Dès lors on ne comprendrait pas facilement que la veille dépendît jusqu'à un certain point de la volonté.

Obersteiner (1) a émis la troisième théorie. Chimique comme la précédente elle est tout aussi ingénieuse. Elle rapporte le sommeil à la présence de l'acide lactique et sarcolactique dans les organes ; d'où fatigue musculaire et organique, suite d'une activité fonctionnelle de quelque durée. Ces acides, produits d'une oxydation incomplète, entraînent la fatigue cérébrale.

On raisonne encore ici par analogie avec ce qui se passe dans les tissus plus faciles à explorer que ne l'est le cerveau: « L'introduction dans le sang, par injections hypodermiques ou de toute autre manière, d'une quantité suffisante d'acide lactique ou de lactate de sodium, la cure du petit lait elle-même, prédisposent au sommeil. »

Disons à ce sujet que M. Raynaud (2), dans une clinique inédite et récente sur les troubles trophiques de l'hystérie, ne s'est pas contenté de constater la gravité de l'insomnie dans cet état. Il a cherché à remonter à la cause même de l'insomnie : « On sait, en effet, que durant le sommeil l'on absorbe plus d'oxygène qu'on en élimine sous forme d'acide carbonique et d'eau. La différence d'oxygène se combine donc avec les principes extractifs divers qu'elle transforme alors en ces deux corps qui sont excrétés sous ces formes nouvelles. Le sommeil est nécessaire à la désassimilation et à l'excrétion des produits extractifs. »

D'après cette hypothèse l'on comprend facilement, dit M. Raynaud, que les hystériques n'aient point besoin de

(1) Obersteiner. Zeitschr. f. Psychiatrie, N. R. 2, p. 223.
(2) M. Raynaud. Clinique de l'hôpital Lariboisière, 25 mai 1877.

sommeil, puisque ces femmes n'ont point, ou ont bien peu de principes extractifs à désassimiler.

Ce dernier fait résulte d'une façon indubitable des expériences entreprises par M. Cadier. Celles-ci ont permis de mettre en regard les excrétions de l'hystérie et celles de l'état physiologique :

EXCRÉTIONS PAR 24 HEURES *chez la femme.*	EXCRÉTIONS PAR 24 HEURES *chez l'hystérique.*
Urine : 1 lit. à 1 lit. 1/2.	Urine : 500 gr.
Urée : 26 gr.	Urée : 5 gr.
Acide phosphorique sous forme de phosphates : 3 gr. 20 c.	Acide phosphorique sous forme de phosphates : 0 gr. 80 c.
Chlorure de sodium : 10 gr.	Chlorure de Sodium : 4 gr.
Acide carbonique par litre d'air expiré : 42 cent. cub.	Acide carbonique par litre d'air expiré : 12 cent. cub.

« Quoi qu'il en soit de la théorie, on trouve l'insomnie comme symptôme constant de l'hystérie. Elle coïncide alors avec les vomissements. (1) »

La quatrième et dernière théorie est de beaucoup la plus importante. C'est celle de Durham et de Hammond. Elle conclut à l'anémie cérébrale pendant le sommeil.

MM. Claude Bernard (2), Béclard, Gueneau de Mussy (3), Luys s'y rangent et la défendent. Elle tend à être généralement adoptée aujourd'hui. Elle équivaut à une démonstration car elle se fonde sur :

(1) Ces notes intéressantes, m'ont été obligeamment fournies par mon ami, M. le Dr Rey, que je remercie ici de me les avoir communiquées.

(2) Claude Bernard, Revue des Deux-Mondes, 1872, p. 379.

(3) Gueneau de Mussy. Clinique de l'Hôtel-Dieu, 1866. Voir la thèse de Mècre. Paris, 1870, où cette clinique est reproduite intégralement.

1° Des arguments *a priori*, *a fortiori* et *par analogie.*

2° Des *observations directes du cerveau* pendant le sommeil.

Des *expériences in anima vili* entreprises au moyen des hypnotiques.

« *A priori*, (1) dit A. Pierrot, il paraîtrait de toute évidence que la veille doit être caractérisée par l'afflux du sang artériel au cerveau, et que l'insomnie, qui est une perversion, une exagération considérable de cet état, coïncidera avec un afflux au moins aussi considérable de ce fluide... on ne saurait nier qu'une augmentation d'activité dans la circulation du cerveau n'amène un excitement plus considérable de cet organe. »

Ceci peut aussi dépendre de la quantité de sang présente au cerveau. Plusieurs auteurs ont attiré l'attention sur des faits curieux à cet égard : Il est des personnes qui ne peuvent dormir si elles ont la tête basse. Il en est d'autres qui n'acquièrent le summum de leur vigueur intellectuelle que dans la position horizontale. Hammond, entre autres, cite plusieurs exemples de ce genre. Bricheteau avait noté ces faits. Michel Levy (2) a mentionné un professeur de la Faculté de Strasbourg qui ne travaillait à la préparation de son cours que dans cette position déclive.

Un fait d'observation journalière à l'appui de ces arguments : L'homme qui médite, celui qui se livre à un travail ardu ou qui cherche la solution d'un problème difficile penche généralement la tête en avant; il l'appuie sur la paume de la main, il agit ainsi directement, d'une manière insconsciente, sur la stimulation des lobes frontaux.

Le sommeil dû à une constriction exercée sur les caro-

(1) A. Pierrot. Thèse Strasbourg, 1869, III Chapitre.

(2) M. Levy. Traité d'Hygiène : Fonctions cérébrales.

tides a déjà été indiqué. Ce sommeil étant accompagné d'anesthésie a été utilisé par les Juifs pour opérer la circoncision.

Durant l'acte digestif nous sommes manifestement portés au sommeil; une partie de la masse sanguine est alors dirigée vers le tube digestif et ses annexes.

Les cauchemars sont plus fréquents chez les sujets qui dorment avec la tête basse.

Enfin Blumenbach a observé, chez les animaux hibernants un ralentissement dans le courant sanguin. Le sang arrive non seulement en moindre quantité au cerveau mais sa masse même est plus tard diminuée.

Tels sont brièvement quelques-uns des arguments *à priori*. *à fortiori* et *par analogie* que l'on peut invoquer en faveur de la théorie de l'anémie cérébrale durant le sommeil.

Prenant maintenant les observations dans leur ordre chronologique, nous voyons que :

Blumenbach (1), déjà cité, a pu dès 1797, étudier un sujet qui survécut assez longtemps à une perte de la substance du frontal. Il vit le cerveau s'affaisser durant le sommeil, faire saillie au contraire au moment du réveil, repoussant alors la cicatrice qui s'était insensiblemen formée.

Puis vient Dendy, en 1821, avec une observation concluante prise sur une femme de Montpellier chez laquelle manque une partie notable du crâne.

En 1860, Bedford-Brown, (2) de la Caroline du Nord, remarque le mouvement de collapsus du cerveau pendant le sommeil anesthésique produit par un « mélange « de chloroforme et d'éther, et la turgescence et l'injection vasculaire, voire même les hémorrhagies partielles dès qu'à

(1) Blumenbach. In Institut physiolog. 1797.

(2) Bedford-Brown. American journal of Médecine, oct. 1860.

l'approche du réveil, l'influence anesthésique diminue (1).

Hammond, en 1866, publie des observations où nous trouvons celles d'un homme qui perd dans un accident de chemin de fer une partie notable des os pariétaux, du frontal et de l'occipital. Il note « une perte de substance plus profonde pendant le sommeil que pendant la veille; la lacune ou plutôt la différence de niveau se comblant par la turgescence des méninges et du cerveau quand le malade est sur le point de se réveiller. »

Il fait la remarque ingénieuse que la fontanelle des nouveau-nés se gonfle manifestement à ce moment.

Il observe, après Caldwell, que le cerveau d'une personne qui rêve tout haut offre une certaine turgescence, en rapport avec la suractivité fonctionnelle de l'organe.

Il rapporte une observation prise sur une dame chez laquelle on lie les carotides primitives (à sept ans de distance). « On constate des symptômes peu graves, mais ces symptômes sont ceux d'une somnolence excessive, et très-gênante ».

Nous avons pu nous même, observer le réveil intellectuel qui eut lieu chez une femme anémiée, à la suite d'hémorrhagies utérines, quand on eut réparé par des moyens appropriés la perte considérable de sang.

Si nous passons des observations aux expériences faites sur les animaux au moyen des divers agents hypnotiques, nous voyons : Donders le premier recourir à la trépanation, pour éprouver sur un chien l'effet de l'opium. Il adapte une plaque de verre à la solution de continuité osseuse, et peut

(1) Il faut noter, comme le fait Hammond, que dans cette observation il y a « mélange de Chloroforme et d'Ether. » L'éther pur amenant d'après lui, par exception, des phénomènes différents de ceux que l'on observe ordinairement avec les hypnotiques. L'éther produit des effets asphyxiques.

ainsi constater la contraction des capillaires superficiels pendant toute la durée du sommeil artificiel.

Durham (1) répétant ces expériences en 1860, emploie un nouvel agent, le chloroforme. Il note la distension veineuse, puis l'affaissement du cerveau. Il remarque au contraire la saillie quand l'animal sur lequel il expérimente se réveille. Pratiquant la trépanation sur deux chiens, il adapte également des plaques de verre aux lacunes ainsi produites, et constate l'affaissement de la surface du cerveau pendant le sommeil ainsi que le changement de couleur du rouge foncé au rose pâle. Il voit les capillaires se vider et disparaître pour l'œil nu jusqu'au réveil, où une dilatation rapide les rend de nouveau visibles.

Avec l'opium administré aux doses de 1 1/2 et 5 centigrammes, il constate, à la loupe l'excitation circulatoire, la congestion vasculaire, puis l'anémie. A la dose de 10 centigrammes il y a trouble respiratoire et engorgement veineux.

En 1864, E. Samson (2) reprend ces expériences et arrive aux mêmes résultats, tant pour le chloroforme que pour l'éther et l'alcool.

En 1868 (3) Regnard suit les traces de ses devanciers, renouvelle les expériences qui lui sont parvenues et conclut pareillement à l'anémie causée par le sommeil anesthésique.

En 1869, A. Pierrot (4), arrive aux mêmes résultats.

Mais c'est surtout à Hammond que revient l'honneur d'avoir démontré la justesse de la théorie de l'anémie céré-

(1) Durham. Physiology of sleep, in Guys' hospital reports 1860, p. 148-173.

(2) E. Samson. Chloroform, its action and administration. London, 1864.

(3) Regnard. De la congestion cérébrale. Thèse Strasbourg, 1868.

(4) Pierrot. De l'insomnie. Thèse Strasbourg, 1869.

rale pendant le sommeil, par des experiences variées et 'équemment contrôlées.

Ce dernier, à la suite d'expériences successivement en- 'eprises avec l'opium et les divers agents hypnotiques, ablit l'analogie complète qui existe entre le sommeil natu- il et le sommeil artificiel. Il convient de citer ses propres onclusions : « Une pression sur le cerveau, une conges- on intense des vaisseaux, la circulation d'un sang vicié travers sa substance produisent la stupeur, mais n'amè- ent pas le sommeil. L'opium est peut-être l'agent qui dique le plus clairement la différence de ces deux états ssemblables ; une petite dose agissant comme stimulant augmentant l'activité circulatoire, en augmentant direc- ment l'activité et l'éclat de nos pensées ; une quantité us grande diminuant la somme de sang présente dans cerveau et produisant le sommeil ; une quantité très- rte enfin diminuant l'activité respiratoire et permettant un sang déjà vicié de circuler dans l'encéphale, d'où la upeur que l'on observe dans ces circonstances. »

Il administre à des chiens des doses d'opium de 0,01 c. 05 c. et de 0,10 c. Il constate l'hypérémie cérébrale dans premier cas ; dans le deuxième cas l'hypérémie puis némie ; dans le troisième cas la congestion veineuse et coma.

Ces premières expériences sont suivies d'autres expé- ences entreprises sur les mêmes animaux au moyen de respiration artificielle. Dans celles-ci, il ouvre, dès les emières manifestations hypnotiques, la trachée et y mmence avec un soufflet ordinaire la respiration artifi- elle. Chez deux chiens, soumis à l'expérience, la con- stion initiale, prévue, disparaît bientôt ; il y a collapsus tissu cérébral, et les animaux tombent dans un profond mmeil. Laissant alors les animaux respirer par leurs opres efforts, il voit la surface du cerveau s'engorger d'un sang noirâtre. Le cerveau étant comprimé dans ce dernier cas la stupeur et la mort arrivent promptement.

Enfin, avec le chloral, Hammond observe d'abord l'accroissement de la circulation cérébrale, puis la diminution de celle-ci. Le réveil est marqué par la turgescence.

M. Claude Bernard (1) après avoir reproduit au Collége de France les expériences de Durham et de Hammond, conclut que les légères différences que l'on remarque dans les conclusions de ceux-ci ne portent que sur des détails. Les difficultés inhérentes aux procédés d'expérimentation en sont la cause. On ne saurait invalider la conclusion : « L'anémie cérébrale s'observe manifestement dans le sommeil anesthésique, qui peut être ainsi comparé au sommeil naturel... Si l'on a quelquefois trouvé le contraire de l'anémie c'est que, à l'anesthésie proprement dite s'est joint un trouble circulatoire ; l'anesthésie seule amenant une anémie du cerveau.

« En résumé, dit-il, le cerveau est soumis à la loi commune qui régit la circulation dans les divers organes : la circulation augmente quand la fonction se manifeste plus active...

« ... Il est maintenant prouvé par des expériences directes que, pendant le sommeil, le cerveau, au lieu d'être congestionné, est au contraire pâle et exsangue... Le cerveau ne fait pas exception à la loi générale. » (2).

M. Calvet dit :

« L'examen du cerveau des animaux morts à la suite de morphinisme expérimental le montre remarquablement anémié ; ce que pouvait déjà faire présumer la blancheur comme nacrée de la papille vue à l'ophthalmoscope. » (3).

(1) Claude Bernard, Traité des anesthésiques, 1875, 3e leçon.

(2) Ibid. Revue des Deux-Mondes, 15 mars 1872.

(3) Calvet. Du morphinisme. Thèse inaugurale.

La cellule nerveuse ne peut vivre que par l'apport du sang. Son activité dépend de cet apport. M. Brown-Séquard (1) ayant injecté du sang par les carotides dans la tête d'un chien préalablement coupée, vit l'activité renaître. Le nom de l'animal ayant été prononcé par hasard dans le laboratoire, ses yeux se dirigèrent du côté d'où partait le son de la voix (2).

Schiff reconnaît, d'après ses expériences personnelles, qu'il y a afflux de sang et « élévation de température » durant toute manifestation de la suractivité du cerveau: déplétion vasculaire et chûte de la température pendant le repos do l'organe pensant.

M. Luys admet une double action dans l'opium : 1° sur la cellule nerveuse elle-même, par une modification inconnue de sa modalité; 2° sur les vaisseauxqu'il contracte pour les dilater ensuite. Il remonte à la cellule nerveuse comme à l'agent régulateur de la circulation encéphalique. Il fait dépendre le sommeil d'une modalité plus profonde, plus intime que ne le fait Hammond. Il dit (3) : « En résumé, si l'on a toujours discuté sur le sommeil, c'est parce que l'on a déplacé la véritable question, c'est un repos des cellules cérébrales, une période de frigidité et d'inactivité organique, c'est :

« 1° Un temps d'arrêt de l'activité cérébrale, une usure de la force active ;

« 2° Une ischémie cérébrale par défaut d'éréthisme de la cellule *qui ne peut plus appeler le sang à elle*.

« C'est une raréfaction du courant sanguin qui est le fait de la fatigue de la cellule.

« Le sommeil est l'expression du silence de l'activité cérébrale...

(1) M. Luys. Cours de la Salpêtrière, Eté 1877. Stenog verbatim.

(2) La vie n'est donc pas instantanément éteinte après la section du cou, du moins chez le chien. En est-il de même chez l'homme.

(3) M. Luys. Loco citato.

« ... Le cerveau de l'individu qui dort a moins de sang que celui de l'individu qui travaille.

« Il n'y a pas que le cerveau qui dorme : le cervelet dort ; la moelle allongée dort aussi. Les choréiques, les malades atteints de paralysie agitante, cessent leurs mouvements pendant le sommeil. La moelle doit être comprise dans les causes des phénomènes du sommeil. Le somnambule a des parties de la moelle et du cerveau qui restent en activité... Dans les régions du bulbe, du nœud vital qui produisent l'activité excito-motrice des muscles respirateurs, il doit y avoir des centres d'activité qui ne dorment pas. On peut donc distinguer des centres d'activité diurnes et des centres d'activité nocturnes ; au moment de la substitution de ces deux centres on observe un phénomène extérieur, indice de la transmission d'une impression du bulbe au diaphragme : c'est le bâillement. » (1).

M. Willemin (2) reconnaît que les « conditions physiques où se trouvent les cellules encéphaliques après une période d'activité modifient l'innervation vaso-motrice ; les vaisseaux cérébraux se contractent, l'afflux du sang diminue, l'activité du cerveau est suspendue, on s'endort et la réparation des éléments nerveux s'opère en toute liberté.

« Le réveil est marqué par des phénomènes contraires. »

En résumé, il convient de dire que le sommeil provient de l'épuisement du fluide nerveux ; la source de ce fluide étant tarie.

Le sommeil est successif dans les cellules, condition essentielle à la vie. Il semble rationnel d'admettre avec

(1) Luys. Loc. cit.

(2) Willemin. In Archiv. gén. de Médecine, publiées par MM. Lasègue et Duplay, mai 1877, page 525.

M. Luys l'activité cérébrale comme cause première de l'hyperémie du cerveau que l'on remarque dans l'état de veille. Une simple coïncidence ne satisfait pas l'esprit. Nous pressentons la relation de cause à effet. L'effet comme toujours réagit sur la cause.

S'il était permis ici de raisonner par analogie, nous remarquerions que l'afflux du sang dans les glandes salivaires est consécutive à l'excitation des filets nerveux de la muqueuse voisine, surtout à la stimulation de la branche linguale du nerf maxillaire inférieure, comme le démontre M. Ludwig ; que l'excitation de la muqueuse de l'estomac amène par action reflexe une hypérémie marquée du viscère, et que dans les glandes diverses de l'organisme, l'ordre dans lequel se succèdent les phénomènes est le suivant : Excitation nerveuse, appel sanguin reflexe, activité fonctionnelle. Il a donc d'abord excitation de l'organe pensant, puis hypérémie.

La cellule nerveuse épuisée se régénère par le sommeil et l'excitation devient possible (1).

Il est tout aussi rationnel d'attribuer à la cellule nerveuse excitée un pouvoir reflexe sur la circulation de voisinage, que de lui attribuer par action reflexe la modification de la circulation éloignée.

La suractivité circulatoire est ainsi non pas le signal, mais la conséquence de la suractivité intellectuelle. Le ralentissement de la circulation est ainsi non pas la cause, mais l'effet du repos cérébral.

(1) Ici il convient de s'arrêter. Il faut éviter de tomber dans l'extrême et de pousser trop loin l'hypothèse et l'analogie, en assimilant avec Darwin le cerveau à une glande qui secréterait le sommeil et la pensée.

III

CLASSIFICATION DES CAUSES DU SOMMEIL ET DE L'INSOMNIE. — DEGRÉS ET MODIFICATIONS FONCTIONNELLES DE L'INSOMNIE.

Les causes du sommeil sont infiniment variées. Il y a souvent entre elles une opposition apparente.

Un examen attentif fait reconnaître qu'elles agissent toutes de la même manière : en fatiguant le système nerveux central, d'où le calme relatif qui se manifeste dans le jeu des organes.

La liste des causes de l'insomnie est tout aussi longue que celle des causes du sommeil. Ici encore l'opposition n'est qu'apparente :

Tout ce qui produit l'éréthisme de la cellule nerveuse entraîne l'insomnie.

Une certaine débilité, constitutionnelle ou acquise, provoque le sommeil. L'anémie excessive produit le sommeil ou l'insomnie.

Le sommeil qui provient de la simple faiblesse est souvent d'une durée remarquable. Il est des personnes qui dorment pendant seize et dix-huit heures par jour. L'anémie est seule cause de ce sommeil prolongé.

Dans la faiblesse extrême le sommeil peut faire complétement défaut, si l'intégrité fonctionnelle du cerveau est atteinte.

Hammond signale les grandes pertes de sang comme produisant le sommeil.

Cette opinion ne nous paraît pas toujours justifiée par ›bservation clinique.

Il faut remarquer à ce sujet que le système nerveux est, la suite d'hémorrhagie considérable, dans des conditions utes pathologiques où les lois de la physiologie n'ont en à voir. Ces hémorrhagies sont souvent accompagnées excitation des centres nerveux; elles sont quelquefois nenées par une altération du sang; plus rarement elles tient à la congestion relative de l'éncéphale. La limite ı, dans les pertes de sang, le système nerveux est atteint ıns son intégrité fonctionnelle est difficile à prévoir et fixer. Pour telle personne une hémorrhagie est suivie la prostration et du sommeil calme; pour telle autre la ême hémorrhagie produit une excitation nerveuse aboussant à l'insomnie.

Le froid produit sur l'organisme une sensation désaréable qui entraîne nécessairement la perte du sommeil. n peut encore invoquer ici la congestion légère du cereau, qui suit la contraction des vaisseaux périphériques. uand l'action du froid est trop intense, les effets sont ›ntraires. Il y a compression mécanique du cerveau, et on voit successivement se manifester les divers degrés de congestion cérébrale. L'insomnie délirante est presque nmédiatement suivie de la somnolence invincible, du ›ma, du carus et de la mort.

Certains gaz, comme l'acide carbonique, l'azote, en preant la place de l'oxygène de l'air, portent atteinte à l'excitbilité du système nerveux central et provoquent un état articulier de somnolence. La traversée du Mont-Cenis vant l'établissement des ventilateurs pour les wagons ausait aux voyageurs cette sensation, qui ne se dissipait ue vers la sortie du tunel, à l'arrivée d'un air de compoition normale.

On remarque souvent l'insomnie après l'usage mal entendu ou trop prolongé de certaines substances, telles que le café et le thé, le maté du Paraguay, l'opium, l'alcool et le tabac.

L'insomnie provient encore de l'habitude des veilles. Elle se manifeste à la suite des travaux intellectuels trop prolongés, ou trop considérables ; d'une fatigue physique excessive. Elle dépend souvent de nos passions, de nos affections morales, de nos chagrins. Elle est plus fréquemment encore liée à l'action trop vive des agents extérieurs sur les organes de la sensibilité ou des sens. Elle dérive de l'action défectueuse du cœur dans les maladies organiques de ce viscère. Elle se produit dans les convalescences longues et difficiles. Elle est physiologique dans la vieillesse, où les combustions intimes sont moins actives et où le besoin de réparation est moins considérable.

L'insomnie est naturellement produite par la douleur, la fièvre, l'éréthisme qui produit la congestion des centres nerveux.

M. Willemin divise les causes de l'insomnie en trois classes :

« 1° La cause habituelle est la persistance d'activité des éléments nerveux, sous l'influence d'une excitation interne ou externe.

» 2° L'insomnie peut dépendre d'une congestion active du cerveau qui entretient alors l'activité fonctionnelle des cellules.

» 3° L'insomnie peut être le résultat d'un état d'éréthisme nerveux coïncidant avec l'anémie générale et provenant d'une modification de la modalité des éléments nerveux mêmes. »

Hammond avait proposé une classification large et conforme à sa théorie :

1° Causes d'insomnie qui produisent une congestion absolue du cerveau ;

2° Causes d'insomnie qui produisent une congestion relative du cerveau.

M. Fouquet divise l'insomnie en symptomatique et en essentielle.

Il indique comme causes :

1° La douleur (il n'insiste pas sur cette vérité).
2° L'anémie (épuisement, marasmes, hémorrhagies).
3° L'altération du sang par un principe septique (alcool).
4° La suractivité circulatoire.
5° La folie, le nervosisme, l'hypochondrie.

On pourrait, en s'appuyant toujours sur la physiologie, classer les diverses causes d'insomnie de la manière suivante :

1re Classe : *Causes d'insomnie agissant d'abord sur le système nerveux.*	1° Causes agissant sur les nerfs sensitifs (Douleur).	
	2° Causes agissant sur les nerfs sensoriels.	Sensations vraies objectives (état physiologique). Sensations fausses subjectives (état pathologique).
	3° Causes agissant dans les centres nerveux mêmes (Idéation, affections morales, passions, nervosisme, folie).	

IIe Classe : *Causes d'insomnie agissant sur le système nerveux par atteinte portée à la circulation et ayant trait :*	1° A la qualité du sang (altérations diverses du sang, intoxications).	
	2° A la quantité du sang présente dans le cerveau.	Congestion absolue active. Congestion active relative et locale.
	3° A l'activité de la circulation.	Fièvres. Modifications dans le mouvement circulatoire sans élévation de température (affections cardiaques organiques).

Toutes les causes d'insomnie de la première classe conduisent à l'éréthisme de la cellule nerveuse incompatible avec le sommeil.

Toutes les causes d'insomnie de la seconde classe entraînent la modification de l'agent qui produit la stimulation de la cellule nerveuse ; d'où le changement dans la modalité des éléments nerveux.

Dans le premier cas il y a d'abord modification du système nerveux.

Dans le second cas il y a d'abord modification du sang.

An point de vue clinique, en peut diviser l'insomnie en :

1° Essentielle ou idiopathique,

2° Symptomatique,

3° Prodromique,

Essentielle ou idiopathique, l'insomnie a pour cause tous les excitants possibles de la sensibilité générale.

Symptomatique, l'insomnie rend manifeste la gravité d'une maladie; elle ne donne que peu d'indications sur sa nature.

Enfin l'insomnie se montre souvent comme prodrome dans les affections fébriles, mais surtout dans les affections nerveuses et mentales.

Dans tous les cas l'insomnie est : absolue (et cette forme est passagère ou persistante), ou bien elle est relative. Elle offre des degrés, voire même des nuances, depuis le sommeil troublé jusqu'à l'absence complète de sommeil; avec ou sans délire.

On y distingue : le sommeil pathologique interrompu par les cauchemars ; celui où le malade articule des paroles, pousse des cris, se livre à des mouvements réflexes; le sommeil conscient, puis encore le coma vigil de la fièvre typhoïde ; l'insomnie exstatique des visionnaires et des hallucinés, qui dérive généralement de l'hystérie, mais qui peut être liée à la folie véritable.

Quel que soit d'ailleurs le degré de l'insomnie, elle produit constamment dans le jeu des organes des modifications importantes à constater :

La respiration lente, paisible et égale du sommeil est remplacée par l'accroissement marqué des mouvements thoraciques. L'excitation nerveuse produit une respiration puérile, souvent anxieuse.

Dans le sommeil, le pouls est plein, calme, régulier. Il y a diminution d'un cinquième sur le nombre des pulsations à l'état de veille.

L'insomnie, au contraire, détermine l'excitation circulatoire, la fréquence et la petitesse, ou bien la fébricité du pouls. Le cœur se contracte plus vite et d'une manière moins complète. Les palpitations ne sont point rares.

Ces modifications dans la force et dans le rhythme respiratoire et circulatoire, les premières à se manifester parmi les modifications fonctionnelles qu'entraîne l'insomnie, produisent bientôt un trouble notable de la calorification. La température périphérique baisse pendant que la température centrale augmente. L'anémie apyrétique manifeste est souvent liée à un mouvement fébrile caché.

La digestion est moins active durant le sommeil, et ce fait est suffisamment expliqué par le calme de la circulation. L'absorption est cependant tout aussi complète que durant l'état de veille, et l'on reconnaît aujourd'hui que la nutrition se fait tout aussi bien.

Dans l'insomnie, l'intégrité des fonctions digestives est rapidement atteinte.

Les veilles sont une des causes les plus puissantes de la dyspepsie.

Les fonctions génitales sont aussi amoindries par l'insomnie, après avoir été momentanément surexcitées.

Dans le système nerveux central, l'importance du sommeil a été constatée.

Seul, le sommeil produit la déplétion vasculaire du cerveau, en rapport avec le calme de la cellule nerveuse. Il permet seul la rénovation en limitant la dénutrition de l'organe pensant.

Nous avons conscience de cette rénovation, qui est marquée (1) par un sentiment de bien-être.

Enfin, le sommeil a une influence notable sur les sécrétions. Diminuées en quantité, elles sont aussi modifiées dans leur qualité durant le repos. « Les phosphates, les sulfates alcalins, l'urée, l'acide urique, le chlorure de sodium sont surtout produits durant l'état de veille, alors que l'intelligence et les muscles ainsi que les vicères jouis-

(1) W. Böcker und Beneke. In Archiv für Wissenchaft Heilkunde. 1855, t. II, p. 1.

sent de la plénitude de leur activité. Les phosphates sont, comme l'on sait, un produit spécial de dénutrition du système nerveux. » (1)

Ainsi, en résumé, l'insomnie entrave d'abord les fonctions de la respiration et de la circulation. La digestion est ensuite atteinte.

Le système nerveux est tendu, excité, puis affaibli. Nous n'en voulons pour preuve que l'atteinte portée aux fonctions génitales.

Les sécrétions sont modifiées au détriment de la santé.

Si l'insomnie se prolonge, le malade va en s'affaiblissant de jour en jour, pour arriver parfois au marasme complet.

(1) M. Byasson. Des secretions de l'état de veille et de sommeil.

IV.

DE L'INSOMNIE DANS QUELQUES MALADIES, SURTOUT DANS LES MALADIES FÉBRILES.

Il ne peut être longuement question de l'insomnie dans les maladies chirurgicales. Cette insomnie est liée à la douleur et à la fièvre qui suivent le traumatisme ; ou bien elle arrive plus tard, à la suite d'une complication.

Dans l'insomnie qui suit immédiatement la plaie ou la contusion violente, la douleur joue nécessairement le plus grand rôle. Quant à la fièvre de réaction elle a une action complexe et constante sur la modalité des éléments nerveux du cerveau.

La douleur agit : soit en provoquant la congestion cérébrale par la dilatation réflexe et paralytique des vaisseaux, suite de l'anémie du centre vaso-moteur de la moelle (1) (Brown-Séquard) ; soit en produisant l'excitation des nerfs modérateurs. (Regnard) (2).

La fièvre produit, comme toujours, la rapidité de la circulation encéphalique ; l'hyperpyrexie, l'altération de la nutrition interstitielle ; le trouble de l'hématose ; « causes qui trouvent au bout de quelques jours un puissant auxi-

(1) Brown-Séquard, Leç. de physiologie.

(2) Regnard. Leçons sur la physiologie et la pathologie du système nerveux, t. II.

liaire dans l'affaiblissement et l'anémie produits par la consomption fébrile » (1).

L'insomnie surgissant un peu plus tard est due à des causes plus complexes. Elle dépend des diverses complications des plaies et ne saurait plus que la précédente arrêter longuement notre attention. Le délire nerveux, complication relativement rare, survient surtout après les tentatives de suicide; l'insomnie se rapproche alors de celle observée dans le délire alcoolique, mais elle s'en distingue par quelques caractères que M. Calmeil a mis en relief.

Dans les lésions crâniennes, l'insomnie est redoutable. Elle entraîne le délire et d'autres manifestations nerveuses; dans les fractures de la voûte du crâne, les plaies de tête, la méningite se trahit par l'insomnie persistante, le délire, les contractures des muscles de l'œil et l'élévation de la température.

Rhazès recommande de défendre contre l'insomnie les malades atteints de fractures du crâne.

Il dit que le sommeil trop prolongé doit être également évité.

Rhazès a observé en outre que la suppuration des plaies est plus abondante et de meilleure nature pendant le sommeil.

On sait l'importance que le chirurgien attache au repos des amputés, et le pronostic favorable qu'il tire d'un sommeil redevenu calme et naturel après avoir été fébrile et agité. A la suite d'un sommeil réparateur la plaie est de meilleure apparence, la nature de la suppuration change, et l'intégrité fonctionnelle du système nerveux est rétablie.

L'accroissement des forces du malade, sa puissance de

(1) Jaccoud. Path. int., t II, p. 749.

résistance sont en rapport direct avec la durée et la nature du sommeil. Les symptômes fâcheux et les complications dérivent dans bien des cas de l'insomnie que produisent des émotions morales, des fatigues ou bien un écart dans le régime des blessés.

Dans les huit premiers mois de la grossesse le sommeil est souvent moins complet. Il est rare qu'il fasse défaut. L'insomnie véritable est liée à une complication sérieuse.

Dans la grossesse arrivée à la dernière période l'insomnie est fréquente. La gêne de la respiration et de la circulation l'expliquent suffisamment sans faire intervenir l'altération de la qualité du sang (1). La difficulté de trouver une position qui permette le repos est une des conséquences naturelles de la surdistension de l'utérus et un des inconvénients auxquels la femme enceinte est normalement sujette.

Pendant la durée du travail certaines femmes offrent des phénomènes intéressants. M. Depaul cite une parturiente qui à chaque contraction utérine, et non pas dans les intervalles qui séparent les douleurs, est prise de somnolence, et d'insensibilité presque complète. Cet état disparaît avec la contraction. Le travail se poursuit régulièrement et l'accouchement se fait sans que la femme s'en rende compte (2).

A la suite des couches pénibles il existe souvent de l'insomnie. Elle est liée dans quelques cas à l'éréthisme simple du système nerveux que produisent des causes purement morales. Une accouchée à laquelle on avait persuadé qu'il est dangereux de dormir après la délivrance,

(1) L'hydrémie coïncide souvent avec l'insomnie (cachexies diverses, convalescence de fièvres graves).

(2) Depaul. Clinique, p. 428.

resta près de dix jours sans goûter un instant de sommeil, au grand détriment du rétablissement de la santé.

Plus fréquemment l'insomnie dépend directement de l'ébranlement nerveux que produisent les grandes douleurs, de la durée excessive du travail.

Chez les nouvelles accouchées l'insomnie est fréquemment l'avant-coureur de la fièvre puerpérale. C'est souvent une insomnie tranquille et raisonnable, dont l'expérience a montré la gravité.

Mais si l'insomnie offre un intérêt considérable en chirurgie et en obstétrique, l'intérêt est accru dans les maladies qui sont du ressort de la médecine. Dans les maladies fébriles l'insomnie est un symptôme dominant.

Hippocrate a reconnu la gravité de l'insomnie dans les fièvres. Il nomme malignes celles où ce symptôme existe.

Sans être aussi absolu aujourd'hui il est journellement constaté que l'insomnie est un symptôme fâcheux et habituel de cette classe de maladies.

L'insomnie précède, accompagne ou suit la fièvre. Elle y rêvet des formes diverses. Elle est absolue et persistante avec délire quand la température est très-élevée ; relative avec des périodes d'assoupissements apparents ou de subdelirium quand l'hyperpyrexie est moins marquée. Elle prend la forme du coma vigil comme dans la fièvre typhoïde adynamique ; ou bien la forme de l'ataxie comme dans les complications cérébrales et rachidiennes de cette dernière maladie.

Jointe aux vertiges, au malaise, et à des troubles digestifs, l'insomnie se fait remarquer comme symptôme avant-coureur de la fièvre typhoïde. Ce prodrome a une certaine importance : il n'indique pas au médecin en présence de quelle affection il se trouve placé, mais il lui montre qu'il s'agit d'une affection sérieuse portant atteinte au fonctionnement du système nerveux central.

Dans le cours même de la maladie, qu'elle revête l'une ou l'autre des formes déjà décrites, l'insomnie est un symptôme contre lequel il faut énergiquement lutter.

Hippocrate a dit (1) : « Pessimum autem si neque noctu « neque interdiu dormiat. Nam aut ob dolorem insomnia « adest aut delirii affecturi hæc nota est. »

Celse appuie de son autorité les passages qu'il traduit d'Hippocrate. (2)

Ambroise Paré dit aussi : s'il y a quelque chose qui, après la douleur, abatte les forces d'un fébricitant, ce sont les veilles longues et immodérées. » (3)

Bœrhaave et Stöhl, attachent tous deux une grande importance à l'insomnie dans les maladies fébriles. (4)

Sydenham parle de l'insomnie comme d'un symptôme important et fâcheux dans l'épidémie de fièvre continue des années 1661 et 1662.

Il constate l'importance de l'insomnie dans ces conditions lorsqu'il dit : « Il ne faut pas beaucoup de nuits passées sans sommeil pour abattre les forces du malade, pour voir éclater le délire. »

Un des accidents nerveux les plus communs (5) dans le

(1) Hippocrate. Traité des pronostics, cap. VI.

(2) Celse. Traité de médecine, lib. II, sectio IV.

(3) Ambr. Paré. T. III, p. 187. Edit. Malgaigne.

(4) Boerhaave. Aphor. p. 208. — Stöhl. Aph. 706 et sequentibus.

(5) Les fonctions de l'innervation sont si fréquemment et si grièvement troublées, parfois dès le début, plus souvent dans le cours de la fièvre typhoïde, que l'on a cherché de tout temps s'il n'existait pas une lésion du cerveau ou de ses enveloppes qui pût rendre compte des phénomènes observés (Lereboullet, in Gaz. hebd. de méd. et de chir. 30 mars 1877)

Dans la majorité des cas, l'anatomie n'a constaté qu'une simple hypérémie du cerveau. Abstraction est faite des complications cérébrales et rachidiennes, et des lésions de tissu consécutives à une altération purulente du sang (Ibid. Loco citato).

cours même de la fièvre typhoïde est le délire, qui souvent éclate dès le premier septénaire. Beaucoup de malades tombent dans un état de somnolence et de coma vigil, formes intermédiaires au sommeil et à l'insomnie qui peuvent persister jusqu'à la fin de la maladie.

Si la guérison doit arriver, on remarque d'abord une diminution dans l'état de sopor anxieux ; un sommeil plus naturel remplace le sommeil incomplet ; le cerveau reposé permet au malade de s'intéresser à ce qui l'entoure et de comprendre ce qu'on lui dit.

« Dans la fièvre typhoïde qui se développe après quarante ans, dit M. Grisolle, le délire est rarement violent ; il existe plutôt du subdelirium ou de la somnolence et presque toujours on voit prédominer les symptômes qui caractérisent la forme adynamique. »

Il convient de dire en passant, qu'un traitement moins spoliateur et un régime plus fortifiant triomphent souvent des insomnies désespérantes que l'on remarque dans le cours de la fièvre typhoïde. C'est la méthode généralement employée aujourd'hui ; elle produit d'excellents effets. Sous l'influence d'une diète trop prolongée, dit Hippocrate (1), se manifestent « l'anxiété nerveuse, l'insomnie, le délire, les troubles de la vue, les tintements d'oreille, les vertiges, une grande angoisse respiratoire... L'ignorance ou la connaissance de ces choses produit la mort ou le salut du malade. Il est honteux de ne pas les reconnaître. »

Dans la convalescence de la fièvre typhoïde comme dans celle des diverses maladies aiguës, le sommeil doit être calme, profond et prolongé, le réveil suivi du sentiment de bien être (2) ; le malade doit se sentir renaître à la

(1) Hippocrate. Œuvres complètes, trad. Littré, t. II. Paris, 1844. Du régime dans les maladies aiguës, p. 317 et 319.

(2) Rabbery. Accidents de la convalescence. Thèse agrég. 1870.

vie. Un bon sommeil est pour le convalescent une jouissance appréciée après les longues nuits d'insomnie.

Le premier indice d'une complication cérébrale imminente est un sommeil troublé, un réveil pénible et anxieux.

Si au calme des premières nuits de la convalescence, succèdent sans cause apparente, des heures d'insomnie qui ne laissent au malade que quelques instants de repos agité vers le matin; ou bien si le sommeil est troublé par des rêves fatigants, de véritables cauchemars, le réveil sera marqué par une bouche pâteuse, une lourdeur de tête, un malaise et une lassitude générale qui ne sauraient qu'entraver la convalescence. Dans la journée, le convalescent redevenu malade sera irritable, inquiet. Un secret sentiment d'anxiété lui fera éprouver le besoin de changer continuellement de place ; et c'est alors après quelques jours de ces prodromes, qui ne sont qu'esquissés, que le délire éclate (1).

Trousseau s'occupant des troubles de l'intelligence à la suite de la fièvre typhoïde, les fait dériver presque tous de l'état adynamique où une diète prolongée a conduit les convalescents (2) (3).

Il est hors de doute que l'insomnie peut et doit puissamment contribuer au même résultat. Il est reconnu que la convalescence est mise en péril par le retour d'une insomnie intempestive. La rechute est souvent tributaire de de cette cause.

Les prodromes du typhus sont ceux de toutes les affec-

(1) Thore. De la folie consécutive aux maladies aiguës. In Annales medico-psychol. 1850,

(2) Marotte. Du régime dans les maladies fébriles. 1850.

(3) Becquet. Du delirium d'inanition dans les maladies. In Archiv. gén. de méd., février et mars 1866.

tions fébriles graves : vertiges, courbature, malaise général, somnolence ou insomnie, auxquels viennent se joindre quelques signes propres : hésitation dans la parole, tremblement des mains et des bras, tintements d'oreille (1).

Dans la première période, l'insomnie est complète ou bien il y a un état de demi somnolence avec des rêvasseries très-fatigantes, des vertiges ou de la stupeur.

« Dans la deuxième période, ou période nerveuse ataxique, dit Hildebrand, les malades rêvent sans dormir, lorsqu'ils sont endormis à demi, ils gesticulent sans cesse; ils délirent avec une singulière incohérence sur des objets extérieurs, au milieu d'occupations continuelles, d'impressions intérieures, confondant les unes avec les autres; ils ont aussi des idées fixes. Ils ne délirent pas toujours, mais ce qu'ils font de juste passe comme un songe. Je ne crains pas de comparer cet état au somnambulisme. »

En effet, dit Grisolle, beaucoup de ces malades parlent; agissent comme des gens raisonnables, et quand la convaescence se déclare, ils ne conservent aucun souvenir de ce qu'ils ont dit ou fait (2).

« Une circonstance très-curieuse dans l'histoire du typhus, dit le même auteur, c'est la rapidité, je dirais presque l'instantanéité de la convalescence. Des malades, en effet, laissés la veille dans une prostration complète, avec une bouche sèche, remplie de fuliginosités, ayant une chaleur vive, un pouls à 120 ou 140, plongés dans le coma et semblant voués à une mort presque imminente, sont trouvés le lendemain complètement éveillés... De tous les symptômes graves de la maladie, c'est encore le délire qui cesse le plus vite : des malades recouvrent instantanément leur connaissance, comme s'ils sortaient d'un songe. » A la

(1) E. Chauffard. Et. sur la F. typhoïde.

(2) Grisolle. Path. interne, 9e édit. Du typhus.

suite du typhus, comme à la suite de la plupart des affections miasmatiques, l'insomnie persiste pendant longtemps. Elle s'accompagne de désordres variables.

Dans la variole, l'insomnie se montre aussi dans les diverses périodes de la maladie. Elle est toujours en rapport avec la gravité de celle-ci. Dans les cas qui guérissent, elle diminue constamment. Parlant de la variole discrète, Sydenham considère « les veilles prolongées comme menaçant dans ce cas de la phrénésie. »

Lorsqu'il traite de la variole confluente et de l'usage dans ce cas des opiacés, il dit qu'il l'emploie « en vue de plusieurs buts, dont le premier est de combattre l'insomnie. »

Graves, de Dublin, note la perte du sommeil comme constante et fâcheuse dans cette fièvre grave « où c'est un symptôme rebelle, fréquent, et souvent dangereux. »

Ici encore, les accidents cérébraux ouvrent et forment la marche de la maladie, pendant la durée de laquelle les cas les plus graves offrent l'insomnie persistante avec délire, ou bien la résolution complète et le coma.

« Dans le coup de chaleur (1) des pays chauds, surtout dans la forme grave la plus habituelle, on voit les symptômes prémonitoires : céphalalgie, lassitude, vomissements, anxiété épigastrique atteindre leur summum d'acuité ; le malade, en proie à une fièvre intense, a quelquefois le délire. On a noté alors une singulière tendance au suicide (11 cas en Afrique dans un corps d'armée en marche). Le patient perd connaissance et tombe dans un état comateux, quelquefois tétanique. »

(1) M. Lacassagne. Rapp. à la Société des hôpitaux. In Gaz. hebd. de méd. et de chir. 16 août 1877.

Nota. — Il est préférable d'employer cette expression de coup de chaleur. Elle est plus juste que la dénomination de « Sunstroke » qui sert généralement à désigner cette affection.

« L'insolation n'est nullement nécessaire pour que le coup de chaleur se développe. Il survient fréquemment dans les traversées chez les individus employés aux machines. »

Dans les cas plus légers, où il existe encore de la fièvre, l'insomnie est un symptôme marqué ; il y a des troubles nerveux divers, de même que dans la période prodromique et dans la convalescence des formes graves.

Enfin dans les cas les plus bénins que l'on puisse observer, l'insomnie et l'excitation nerveuse sont à peu près les seuls symptômes. Ici il y a eu plutôt une menace de coup de chaleur, qu'un coup de chaleur véritable.

La fièvre rémittente bilieuse, endémique dans les Etats du sud des Etats-Unis d'Amérique, dans les colonies Hispano-américaines et dans l'Inde, offre une insomnie délirante. Dans certaines recrudescences de la maladie, ce symptôme est même prédominant et existe dès le début. Les paroxysmes quotidiens, quelquefois double quotidiens ou tierces, sont un des caractères qui la distinguent de la fièvre jaune, avec laquelle elle offre souvent plus d'un point de ressemblance.

Dans la fièvre jaune, le sommeil est nul dans la première période ; l'anxiété et l'agitation sont extrêmes, quelquefois il y a de la stupeur. Dans cette affection, l'insomnie, symptôme constant « est presque toujours en rapport avec la gravité de la maladie », dit M. Dutrouleau (1).

Dans la deuxième période, le délire violent est allié à l'élévation excessive de la température, ou bien l'insomnie est plus calme, les symptômes graves semblent faire défaut, et la mort arrive sans qu'elle soit prévue.

L'insomnie est opiniâtre dans la peste. Le délire est pai-

(1) Dutrouleau. Traité des maladies des Européens dans les pays chauds, p. 339

sible ou furieux. Quand le sommeil existe, il est constamment troublé par des rêves (1), des hallucinations effrayantes, des visions terribles. Bientôt cette insomnie incomplète et hallucinatoire fait place à la stupeur. Le coma ferme la marche des symptômes (2).

L'intérêt de l'insomnie est moins considérable dans la rougeole, du moins dans les formes ordinaires; l'assoupissement habituel ou le délire léger n'ont qu'une importance secondaire. L'insomnie grave, le délire violent, sont relativement rares. Ils peuvent dépendre d'une complication méningo-encéphalique, comme on l'a observé dans quelques cas; ou bien de la cœxistence exceptionnelle de la rougeole avec une éruption comme l'éruption variolique, par exemple.

Dans la forme ataxique de la scarlatine, l'insomnie délirante est un symptôme dominant. Elle est remplacée par des périodes de coma, ou bien elle s'allie à des convulsions et à des contractures, surtout chez les enfants, au point de simuler une méningite dans quelques cas.

Quand, du quinzième au vingt-cinquième jour, l'insomnie se déclare brusquement et revêt une de ses formes graves; quand la fatigue est extrême et le malaise violent, l'examen des urines devra être l'objet d'un soin constant. La couleur, la diminution dans la quantité rendue et dans la densité; quelquefois la présence de l'albumine, jointe aux œdèmes des paupières, indiqueront trop souvent la nature de la complication.

Dans la suette miliaire « la gravité du mal tient à la prédominance des accidents nerveux (Grisolle). » L'insomnie

(1) Voir M. Luys. Du cerveau, lib. III. Un chapitre spécial est consacré aux rêves, qui sont assurément la manifestation la plus commune et la plus intéressante de l'autonomisme des cellules cérébrales.

(2) A. Grisolle. Voir Maury. Sommeil, rêves, somnanbulisme. Paris 1873.

persistante est jointe au délire. Les contractures, les convulsions, les soubresauts des tendons et des muscles, les syncopes se déclarent au milieu de cette insomnie agitée.

Dans les fièvres pernicieuses ataxiques, surtout dans la forme délirante, l'insomnie est un symptôme ordinaire.

Il en est de même dans les fièvres algides, soit que les crampes et les vomissements tiennent necessairement le malade éveillé, soit, ce qui est plus intéressant pour nous, que l'atteinte portée à l'innervation empêche le sommeil.

La fièvre intermittente anormale de forme larvée, est souvent constituée par une insomnie périodique avec le type propre aux fièvres intermittentes. Cette insomnie est incomplète avec cauchemars, ou bien elle est délirante.

C'est pendant les exacerbations de la fièvre rémittente des pays chauds, que l'insomnie, puis le délire et les accidents nerveux se manifestent. L'anémie de la cachexie paludéenne est nécessairement aggravée par des longues nuits d'insomnie.

Le début de la méningite est généralement brusque, du moins chez l'adulte. L'insomnie est persistante. Elle est due en grande partie à la céphalalgie ; aussi n'insisterons-nous pas sur cette période, dans laquelle il y a de l'agitation et du délire. Les réponses sont brusques, hâchées, ou bien elles sont lentes et pénibles. Dans ce dernier cas, le malade paraît endormi. Le délire n'est pas constant ; il y a des moments de rémission etd'apaisement. Le trismus, le rire sardonique, le strabisme, donnent au malade une apparence particulière, que l'on n'oublie pas facilement quand on en a vu plusieurs exemples. La fièvre est intense (40° et même 41° au thermomètre) (1).

(1) Nous avons connaissance d'un cas où un thermomètre fidèle marqua 43°, et dans lequel les bains froids furent employés avec succès, sans que l'on eût recours aux applications locales de vessies pleines de glaces préconisées par Schutzenberger.

Dans la deuxième période, la douleur a disparu ; la stupeur, la somnolence dominent ; le coma vient ensuite. Quand la guérison doit arriver, la fièvre tombe, le sommeil remplace la sopor anxieux dans lequel le malade a été longtemps plongé. La convalescence est toujours longue.

Chez les jeunes enfants la méningite est précédée par des convulsions du moins dans la majorité des cas (1). L'insomnie, qui est accompagnée de la fièvre, offre des contractures partielles et des convulsions, puis du coma. Oppolzer démontre que les urines contiennent ordinairement du phosphate de chaux, ce qui est presque caractéristique de l'encéphalite, de la méningite. On sait que le phosphate de chaux est un produit de désassimilation du système nerveux (2) (3) ; il est surtout abondant quand il y a excitation fonctionnelle.

Chez le vieillard la méningite est rare. Elle est caractérisée par une insomnie anxieuse, par l'incohérence des idées et des actes. Le malade répond difficilement, ou bien ne répond pas aux questions qu'on lui adresse. Il n'y a jamais de contractures, ni de soubresauts musculaires et tendineux.

Dans le rhumatisme cérébral, la céphalalgie et les vomissements manquent souvent au début. L'insomnie délirante est le caractère essentiel de la maladie.

Dans la méningite qui survient après des doses excessives de sulfate de quinine, l'insomnie, le délire et l'excitation sont de courte durée ; la période comateuse est comparativement longue.

Dans la méningite chronique des aliénés, dans l'alcoo-

(1) Rilliet et Barthez. Traité des maladies des enfants. Paris, 1861, t. I, p. 106.

(2) Oppolzer. Méningitis acuta; Deutche Klinik, 1859, p. 40 et 41.

(3) Biasson. Loco supra citato.

lisme chronique, dans la syphilis cérébrale, on remarque de la surdité nerveuse, du strabisme, de la céphalalgie générale en particulier, la perte de la mémoire, la paralysie des nerfs de la troisième, quatrième, sixième, septième paire; la névrite optique avec amblyopie ou amaurose, le mydriase double et l'obscurcissement de la papille. L'insomnie est un symptôme dominant.

Dans la méningite tuberculeuse des enfants (1), l'insomnie se manifeste dès la première période de la maladie. L'enfant est chagrin, inquiet. Quand il s'endort, son sommeil est agité. Ce sommeil est interrompu brusquement par des cris; on y remarque des mouvements réflexes. Dans la seconde période, le sommeil fait défaut. Les contractures et les convulsions partielles précèdent la résolution. L'insomnie existe même avant les premières manifestations de la maladie.

Dans la méningite tuberculeuse des adultes, l'insomnie est constante. Elle s'accompagne de délire et de manifestations nerveuses diverses. L'exploration des organes splanchniques; la constatation de l'infiltration granuleuse dans le poumon, plus rarement dans l'intestin ou le testicule faciliteront le diagnostic.

Le malade offre une apparence spéciale. L'œil est dévié et hagard; le regard a quelque chose de terrible par sa fixité et son désespoir.

Dans la méningite cérébro-spinale épidémique l'insomnie est principalement due à la douleur (2). L'invasion a été brusque ou bien il y a eu des prodromes cérébraux. La céphalalgie, la douleur rachidienne, l'opisthotonos, les vomissements suffisaient à rendre compte de l'insomnie, qui

(1) Il est à remarquer que l'insomnie des enfants est constamment liée à la douleur.

(2) Tourdes, Strasbourg, 1863, th.

n'offre ici que peu d'intérêt. L'insomnie se manifeste aussi comme prodrome dans l'albuminurie.

On reconnaît généralement trois ordres de causes pour expliquer la présence de l'albumine dans l'urine : les congestions du rein, l'altération des éléments propres de l'organe, l'altération de l'albumine du sang.

Toutes ces causes en effet rendent possible la filtration de l'albumine. Il en existre d'autres. Monneret avait admis l'albuminurie par trouble nerveux ; M, le professeur Gubler rattache dans quelques cas l'albuminurie à des lésions de l'isthme encéphalique. Il y aurait donc des causes d'albuminurie d'origine nerveuse : lésion de l'encéphale ou bien affection du nerf grand sympathique.

Ces dernières causes ont été l'objet d'une communication récente d'un grand intérêt faite à l'Association française pour l'avancement des sciences (1).

« Des observations déjà nombreuses m'ont conduit à penser, dit M. le professeur Tessier, que les troubles nerveux qu'on observe si fréquemment au début des néphrites interstitielles peuvent être la cause et non l'effet de l'albuminurie..... » « Il n'est pas douteux que des phénomènes nerveux graves ne puissent se montrer avant l'apparition de l'albumine dans l'urine. Tantôt ce sont des migraines pénibles et rebelles qui ouvrent la scène, tantôt ce sont des modifications plus ou moins profondes de la vue, des vertiges, de *l'insomnie persistante*, de l'inaptitude intellectuelle, de la mélancolie ou de l'hypochondrie, de la faiblesse des membres, de la gène dans la miction, de l'agénésie, voire même des phénomènes beaucoup plus graves, par exemple des congestions cérébrales. »

(1) Professeur B. Teissier (de Lyon). Communication faite à l'association française pour l'avancement des sciences sur l'albuminurie d'origine nerveuse, Séance du 25 août 1877.

Nous avons été à même d'apprécier la justesse de ces observations dans un cas où l'insomnie rebelle s'alliait à des troubles nerveux divers, et où le diagnostic nervosisme avait été porté. L'analyse des urines constata quelque temps après là présence de l'albumine en quantité notable.

Graves signale la fréquence et l'importance de l'insomnie dans l'ictère idiopathique, ainsi que dans l'ictère symptomatique.

Dans l'ictère simple, les malades passent souvent plusieurs nuits sans pouvoir dormir un seul instant. Quand il y a faiblesse marquée, ils dorment trop. « Dans certains cas, les ictériques éprouvent des convulsions, puis le coma, symptôme alarmant et qui est souvent l'indice d'une mort prochaine. » (1).

Dans l'ictère hémaphéique, signalée par M. Gubler, on remarque une teinte spéciale des téguments. Il y a altération de la matière colorante du sang, sans troubles de la secrétion biliaire. L'hématoglobuline est modifiée. L'insomnie tient à la faiblesse, autant qu'à l'altération du sang.

Dans l'ictère grave, l'insomnie est constante. Elle aide à épuiser les forces du malade. « Concurremment avec les autres symptômes graves et les précédents, souvent apparaissent des accidents cérébraux, surtout du délire, calme d'abord, puis violent, furieux, alternant avec de la somnolence et du coma. La maladie se termine dans un état de prostration croissante ; les malades tombent dans le coma, se cyanosent, s'éteignent lentement ou disparaissent tout à coup. » Dans les cas qui doivent se terminer d'une manière moins funeste, le retour d'un sommeil calme est du plus favorable augure.

Nous n'insisterons pas sur l'insomnie qui existe comme

(1) Graves. Leçons sur l'insomnie et son traitement. Journal des Connaissances médico-chirurgicales; 1838.

symptôme chez les personnes qui portent des tænias et des autres vers. Cette insomnie est produite par une action réflexe. Elle contribue à affaiblir le malade.

Dans la syphilis, l'insomnie marque le début des accidents secondaires. Le sommeil fait plus ou moins défaut; quand il existe, il est agité; le malade fait des rêves pénibles, se réveille en sursaut, il est en proie au cauchemar. Une fièvre légère accompagne cette insomnie. Il y a de la céphalalgie dans la majorité des cas. L'insomnie est ici le résultat de plusieurs causes: fièvre, céphalalgie, intoxication du sang par le virus spécifique. Cette dernière cause est importante, car l'insomnie existe encore quand la fièvre est peu appréciable, et que la céphalalgie est assez peu marquée ou assez passagère pour que les malades n'accusent pas d'eux-mêmes son existence.

A une période plus avancée de la maladie, sans que l'on puisse l'expliquer par la douleur, alors que les manifestations du côté de la peau et des muqueuses sont nulles ou insignifiantes, on retrouve l'insomnie comme symptôme dominant. Dans quelques cas, signalés par M. Sigmund (1), dès 1856, cette insomnie est presque complète. Elle ne peut être rattachée à l'anémie, car il s'agit d'hommes dans la force de l'âge et de constitution robuste. C'est une précieuse indication pour le médecin qui ne doit pas considérer le sujet comme guéri, mais qui devra revenir au traitement spécifique; le chloral, l'opium et les hypnotiques en général échoueraient infailliblement.

Qu'il soit constaté ici que l'insomnie produit, en affaiblissant l'organisme, un état de réceptivité morbide qui ouvre la voie aux agents virulents et toxiques, et aux influences morbides en général. Il est hors de doute, et l'exemple des armées en campagne est là pour le prouver, que

(1) Sigmund. Zeitschrift für practische Heilkunde, 1856.

l'insomnie, en minant les forces du soldat, joue un grand rôle dans la dissémination des fièvres miasmatiques, du typhus et de la dyssenterie.

V

DE L'INSOMNIE DANS LES MALADIES NERVEUSES.

Il a été constaté que l'insomnie est un symptôme dominant des maladies nerveuses.

La réparation du système nerveux ne se faisant que durant le sommeil, ce symptôme aggrave toutes les affections de cette classe. Il est tour à tour cause et effet des diverses névroses et acquiert dans quelques cas une gravité devant laquelle toute autre cause de souci doit momentanément disparaître.

A mesure que la civilisation se perfectionne les maladies du système nerveux deviennent de plus en plus fréquentes. La suractivité des centres nerveux, les raffinements mêmes du mode de vie en sont les causes. Les heures du sommeil et celles de la veille sont interverties, celles du sommeil sont souvent tronquées; la nourriture n'est plus prise dans les conditions normales, l'excitation des sens est portée au plus haut degré.

Ces infractions aux lois les plus élémentaires de l'hygiène atteignent particulièrement le système nerveux : les bruits soudains effraient, la dyspepsie nerveuse arrive bientôt et à sa suite cet état particulier que l'on a nommé

« faiblesse irritable ; » les palpitations de cœur se manifestent ; il y a plus tard menace de congestions cérébrales (Bouchut).

Les premières atteintes portées au système nerveux produisent une insomnie qui n'est symptomatique d'aucune lésion du tissu nerveux central. Il n'y a dans l'état nerveux passager qu'un simple désordre fonctionnel.

Il est donc une forme d'insomnie qui n'est liée à aucune maladie nerveuse existante, mais qui peut mener à toutes : celle qui résulte de l'éréthisme nerveux simple et accidentel. Elle atteint les sujets qui présument trop de leur force de résistance, qui empiètent trop sur les heures de sommeil, qui se livrent d'une manière trop assidue aux plaisirs ou à l'étude, qui sont en proie aux passions ou aux chagrins ou bien à des préoccupations quelconques.

Ces causes, qui agissent surtout chez les hommes d'une intelligence relativement supérieure et dans les classes élevées de la société, sont toutes puissantes pour produire l'insomnie. Hammond cite plusieurs exemples chez des gens d'étude, et chez des négociants engagés dans des spéculations hasardeuses. Il constate que ce ne sont pas des cas faciles à guérir. L'hygiène morale est plus efficace que la thérapeutique. Le changement d'occupations, de lieu, d'entourage, les soins de la famille triomphent quand le médecin échoue.

Ces insomnies, nommées essentielles, faute d'une meilleure dénomination sans doute, sont les plus communes de toutes. Elles passent généralement inaperçues, le malade se renfermant en lui-même, et ce n'est que par leurs conséquences, qui sont souvent sérieuses, qu'elles attirent l'attention. Le danger n'est pas dans le symptôme même, mais dans les suites qu'il donne à prévoir, s'il persiste. Plusieurs de ces cas ont conduit à la folie raisonnante, à la folie mélancolique et au suicide.

Si les causes qui ont produit cet état continuent avec la même intensité, l'insomnie devient chronique. Des complications du côté du cerveau deviennent à craindre. C'est dans ces circonstances que M. Renaudin a relevé plusieurs cas de folie (1).

M. Bouchut, dans le livre qu'il a publié sur le (2) nervosisme, constate que l'insomnie y est habituelle et qu'une des conséquences les plus frappantes de ce symptôme est d'entretenir et d'aggraver l'état d'excitation du malade.

Dans cette maladie que Brachet avait appelée névrospasmie et qui sous une de ses formes est identique à la « fièvre nerveuse » des allemands, l'irritabilité excessive du grand sympathique, l'anémie, l'impatience et le besoin continuel de changer de place avec l'impossibilité de s'attacher à une occupation quelconque, relèvent souvent de l'insomnie. Un traitement rationnel dirigé contre ce symptôme peut amener une amélioration.

L'attention du médecin éveillée par tel ou tel symptôme d'un désordre nerveux qui ne tarde pas à se généraliser, le pronostic devient sérieux. Il faut rendre le sommeil au malade tout en le mettant dans les conditions hygiéniques les plus favorables à sa guérison.

Les personnes chez lesquelles cet état maladif est constaté ont été affectées d'une manière lente ou brusque. Ici nous ne pouvons mieux faire que de donner la description même de M. Bouchut, en passant sous silence quelques symptômes moins importants du nervosisme chronique : « C'est d'abord, dit M. Bouchut de l'asthénopie nerveuse à chaque tentative de lecture, une impossibilité croissante de concentrer les idées... Il y a de la céphalalgie, des bourdon-

(1) Renaudin. Sur l'influence pathogénique de l'insomnie. Annales médico-psychologiques, 3e série, t. III, p. 384 et sequentibus.

(2) Bouchut, Du nervosisme. Paris, 1877.

nements d'oreille; des hallucinations de la vue et des autres sens, des attaques de vertige passager. Les yeux de ces malades sont injectés et brillants, les pupilles dilatées d'une manière souvent asymétrique, ou incontractiles à la lumière. Le globe de l'œil est saillant... Les urines contiennent un excès d'urates, d'urée et de phosphates, même de l'oxalate de chaux en quantité notable. Quand ces sujets cherchent le repos ils rêvent sans être endormis, des apparitions les poursuivent. Les idées qui les ont occupés durant l'état de veille revêtent dans la nuit des formes fantastiques. « Ils prennent souvent une des personnes de leur entourage ou de leur famille comme point de mire d'une aversion et d'une antipathie irrationnelle et maladive. Ce symptôme se retrouve dans la folie véritable.

Chez ces sujets le sommeil est incomplet et généralement il y a insomnie persistante. »

La forme aiguë du nervosisme est plus rare. Elle se manifeste brusquement. Des symptômes alarmants avec fièvre éclatent tout à coup, et font croire dans quelques circonstances à une affection typhoïde. Nous avons vu un cas où le diagnostic typhus avait été porté (?) et où en effet les symptômes étaient trompeurs. Ce cas de nervosisme aigu, qui débuta brusquement (1) après une indigestion, et où l'on eut le tort de pratiquer une large saignée, fut suivi de l'état nerveux chronique avec insomnie rebelle, spasmes divers, lypothymies, palpitation et angoisse précordiale revenant par accès, flaccidité des membres inférieurs, troubles digestifs divers; dysphagie spasmodique remarquable et dyspepsie tantôt acide, tantôt

(1) Nous n'avons pas mis ce cas remarquable sous forme d'observations, désirant, pour des considérations de convenance, ne prendre que dans les hôpitaux, les quelques observations d'insomnie que nous avons cru devoir ajouter à cette note

flatulente, amyosthénie et susceptibilité morale excessive. Les troubles de la vue lesplus remarquables existaient, la photophobie et l'hyperesthésie retinienne étaient absolues.

Les cas de nervosisme aigu sont plus fréquents dans les universités d'Allemagne. Ils sont bien connus à Heidelberg et à Leipsick et surtout à Iéna où ils paraissent liés aux veilles, à l'usage immodéré des boissons fermentées, du tabac, à une nourriture essentiellement mal comprise, autant et peut-être plus qu'à l'excès des travaux intellectuels.

Les sujets faibles et excitables ayant de la tendance aux congestions des organes centraux ont souvent de l'insomnie. Toutes les causes débilitantes qui produisent les divers états anémiques peuvent faire naître « l'irritabilité nerveuse. » Le caractère est affecté, inégal, chagrin, et irritable (irritable weakness).

Cette observation est indépendante du nervosisme proprement dit dans ses manifestations protéïformes, et doit souvent être rapportée à une insomnie de quelque durée. Il n'y a pas de danger immédiat, cependant l'excitation anormale et continue des cellules nerveuses peut être suivie d'un état fébrile qui ajoute aux souffrances du malade et oblige à réserver le pronostic. Les organes digestifs et génitaux, toutes les fonctions animales sont menacées. Ces sujets se dessèchent, l'intelligence peut être frappée tôt ou tard.

L'hypochondrie dont Méad a dit avec justesse « non « unam sedem habet sed morbus totius corporis est » est une affection qui a souvent été confondue avec la précédente. Cette maladie est bien moins complexe que le nervosisme; elle est sensiblement améliorée ou aggravée par la quantité d'heures que le malade donne au sommeil. Ici le pronostic de l'insomnie est tout aussi sérieux.

L'insomnie rebelle est surtout fréquente dans la forme

gastro-entéralgique et dans la forme dite cérébrale de cette maladie. Elle mène à la cachexie nerveuse. Dans les affections gastralgiques et névralgiques du tube digestif, si souvent liées à ces affections nerveuses générales, le sommeil est de la plus haute importance : « Chaque jour, dit M. Renaudin, nous avons l'occasion d'observer combien le sommeil brusquement interrompu est préjudiciable à l'accomplissement des fonctions digestives, dont le dérangement n'a souvent pas d'autre cause... On a vu des jeunes sujets tomber dans le marasme et succomber à la suite de la privation de sommeil. »

Du reste l'insomnie dans les maladies nerveuses et mentales n'a pas d'histoire. Ne lisons-nous pas dans le traité de diagnostic de Racle : « L'insomnie comme le délire et les convulsions annonce généralement des affections aiguës (?); des lésions cérébrales légères (?), mais capables d'exciter les organes de la pensée. C'est là tout ce que l'on trouve dans ce livre sur l'insomnie.

A propos de l'hystérie le même auteur dit : « Les hystériques tombent quelquefois dans un sommeil comateux (?) qui dure un ou plusieurs jours. » Il n'est pas question de l'insomnie qui existe cependant comme symptôme dominant dans cette maladie, comme dans tant d'autres affections similaires.

Hippocrate (1) fait un exposé fidèle des souffrances de la dyspepsie nerveuse, qui est un des symptômes de l'hystérie, de l'hypochondrie mais surtout du nervosisme :

« Ceux qui sont atteints de cette maladie ne peuvent demeurer sans manger, ni supporter la nourriture qu'ils prennent. Lorsqu'ils sont sans manger, leurs entrailles font du bruit, et l'orifice de l'estomac leur fait de la douleur. Ils vomissent tantôt d'une sorte d'humeur, tantôt

(1) Fragment du liv. II des Maladies, d'Hippocrate.

d'une autre. Ils rendent de la bile, de la salive, de la pituite, des matières âcres, et, après avoir vomi, il leur semble qu'ils vont mieux; mais lorsqu'ils ont pris de la nourriture, ils sont travaillés de rapports et de rots. Ils ont le visage rouge et une chaleur brûlante. Il leur semble qu'ils doivent aller beaucoup du ventre; mais le plus souvent ils ne rendent que des vents. Ils ont mal à la tête... Ils ont les jambes pesantes et faibles. »

L'insomnie qui se manifeste dans l'hystérie est rebelle; elle entraîne les désordres les plus graves; soit qu'elle existe isolément, ce qui est rare, soit qu'elle se montre comme complication. Elle est généralement liée aux troubles menstruels et digestifs surtout aux vomissements, comme l'a constaté M. Raynaud.

« Dès le commencement de mes études, dit Espanet (1), j'ai entendu des médecins distingués parler de cures merveilleuses opérées au moyen du sommeil artificiel. Des malades, toujours des femmes ou des jeunes filles, arrivées au marasme le plus complet, sous l'empire d'un nervosisme exagéré, de l'hystérie dans ses emportements, ces malades, dis-je, allaient périr : leur estomac irritable rejetait toutes les substances introduites. La moindre parcelle d'aliment liquide ou solide provoquait le vomissement. En présence de cette lutte énergique et désespérée, la malade dépérissait et la mort serait arrivée. Alors, à bout de ressources, le médecin endort sa malade par la méthode magnétique. Moyennant ce sommeil, où l'irritation nerveuse paraît seule endormie et vaincue, la malade, sur le commandement de son opérateur, prend les aliments qu'il lui présente; et l'estomac reste tranquille, et la malade digère, et la vie revient pas à pas, par

(1) Espanet. Thèse de Paris. De l'hystéricisme et de l'hystérie; du sommeil hystérique en particulier. 1871.

l'usage de ces sommeils factices où elle mange en dormant.»

Il cite M. le professeur Chaplain, de Marseille, comme ayant opéré une cure inespérée dans des conditions analogues.

Heureusement les cas d'insomnie d'hystérique sont rarement assez rebelles aux moyens ordinaires de la thérapeutique pour qu'on soit forcé de recourir à ces pratiques. Ces opérations réclament de la part du médecin comme de la malade, une aptitude particulière.

La catalepsie chez les hystériques se manifeste soit d'emblée, soit à la suite d'atteintes réitérées portées à leur sommeil, durant lesquelles l'excitation et le délire des sens et de l'intelligence sont fortement accentués.

Une volonté étrangère (1) a une certaine puissance pour provoquer la léthargie cataleptique ; mais cette volonté a rarement le pouvoir de ramener un sommeil naturel.

Le somnambulisme et l'extase ne sont que des manifestations différentes des mêmes troubles nerveux.

Enfin, il est des hystériques chez lesquelles le sommeil fait complètement défaut durant des semaines entières. Ce phénomène a été mentionné comme restant rarement isolé de toute autre manifestation directe ou indirecte de la maladie.

OBSERVATION. — Jeune fille de 17 ans, occupant le lit n° 16 *bis* de la salle Sainte-Marthe, hôpital Beaujon (service de M. le professeur Gubler).

Cette jeune fille, née à Paris, a été traitée dans le même service pour la chorée l'année dernière. Elle est restée à ce moment six mois à l'hôpital. Sortie avant la guérison complète, elle était paralysée d'une manière incomplète avant d'avoir la chorée. Elle ne marchait que difficilement en

(1) M. Lasègue. Clinique. 1873.

traînant la jambe, où il n'y avait aucune force. Le bras aussi était paralysé incomplètement. Voix presque aphone. Dit avoir complètement perdu la voix pendant des mois entiers à plusieurs reprises. N'a été réglée que depuis le mois de mai dernier, et cela de la manière la plus irrégulière. A passé deux mois et demi sans retour des règles qui ont toujours été très-douloureuses.

Cette jeune fille a encore des traces de chorée. Elle fait des soubresauts inattendus, surtout dans les membres du côté gauche. Il peut se passer, si elle n'est pas émotionnée, plusieurs heures sans que ces traces de chorée se manifestent.

Cette jeune fille n'a pas souvent des attaques d'hystérie complètes. Elle dit n'en avoir eu que quatre en tout ; mais elle perd souvent connaissance. Elle a, mais rarement, la sensation spasmodique de la boule. Battements anémiques faibles à l'épigastre et dans l'abdomen plus bas et sur les côtés, léger souffle anémique au cœur, et dans les vaisseaux souffle peu prononcé. Pica et malacia habituellement.

La paralysie motrice existe dans tout le côté gauche, plus ou moins. Insensibilité à la douleur, au contact, au chaud et au froid dans toute la moitié gauche du corps. Muqueuse conjonctive, pituitaire, buccale, insensible ; surdité à gauche. Il y a bien quelques points où l'anesthésie est moins marquée, mais elle existe dans toute la moitié gauche du corps, du cuir chevelu à la plante des pieds.

La première attaque d'hystérie date de l'âge de 12 ans, du jour de la première communion (15 mai 1853).

Cette jeune fille n'a jamais bien dormi depuis cet âge : rêves, cauchemars ; hallucinations de la vue, de l'ouïe, de l'odorat quand elle se réveille en sursaut. Elle n'a pas dormi pendant trois ou quatre mois avant sa rentrée à l'hôpital. Ne dort jamais profondément. Sommeil conscient : entend toutes les demi-heures sonner et les compte ; toutes les paroles des malades, les plaintes à voix basse, etc. Vomissements fréquents, surtout après les repas.

Traitement. — Injections sous-cutanées de chlorhydrate de morphine deux fois par jour ; ce qui lui procure un sommeil incomplet d'une heure le matin et le soir, en plusieurs fois. Amers et toniques.

Ce qu'il faut noter dans ce cas après l'insomnie, ce sont les vomissements qui paraissent augmenter quand celle-ci s'accentue, et diminuer avec elle.

La bizarrerie de l'appétit et la perversion complète du goût sont aussi des symptômes remarquables. Cette jeune fille avoue avoir mangé des chiffons, avoir avalé des cailloux en quantité, des noyaux de fruits (qu'elle préfère aux parties pulpeuses). Elle a même été entraînée, par son appétit morbide, à déchiqueter avec les dents des bâtons de la cage de ses oiseaux et à en deglutir les morceaux.

Si nous revenons maintenant sur l'extase et l'état hallucinatoire que l'on remarque chez les hystériques, nous voyons qu'elles sont produites fréquemment par l'insomnie, surtout quand elle est jointe à l'inanition, comme cela arrive dans bien des cas. Avec le retour d'un sommeil calme, l'état général de la santé s'améliore, le désordre intellectuel diminue. Des soins éclairés suffisent souvent pour obtenir ce résultat et à rappeler ces malades à elles-mêmes. La persistance de l'état hallucinatoire et de l'extase est du plus fâcheux augure comme conduisant, tôt ou tard, à la folie partielle (1).

(1) Spielman. De la monomanie religieuse. — Sandras. Des maladies nerveuses, t. I, p. 454.

« Dans la chorée, dit M. Briquet (1), j'ai vu une jeune fille atteinte de convulsions continues de tout un côté du corps, être notablement améliorée sitôt qu'on l'endormait du sommeil magnétique. Les convulsions se ralentissaient visiblement et cessaient complètement au bout de quelques instants de sommeil. Le calme durait une heure ou deux après le réveil de la malade. »

Le sommeil naturel amène dans cette affection une sédation autrement importante. Le pronostic augmente de gravité à mesure que la période de sommeil est écourtée par le désordre de la motilité, à mesure que l'accalmie quotidienne est troublée par les mouvements involontaires. Marcé a constaté dans quelques cas des hallucinations limitées communément au sens de la vue et se déclarant le soir dans l'état intermédiaire de la veille et du sommeil. Le délire maniaque a rarement été observé, dans plus de la moitié des cas il a conduit à la mort ; (2)

L'insomnie avec oppression, avec anxiété, avec palpitations et réveil pénible et subit se montre quelquefois comme névrose intermittente. (3)

Ces phénomènes, chez les sujets hystériques, faibles et irritables, de même que chez les nervosiques, sont précédés ou suivis de troubles menstruels, hépatiques et gastriques.

« Les actions nerveuses, dit Jaccoud, dans un bon nombre de cas du moins ne produisent pas les palpitations directement ; elles provoquent d'abord une modification vaso-motrice qui est la condition pathogénique réelle et immédiate de l'hyperkinésie cardiaque. »

« Les principales causes de cet ordre de palpitations

(1) Briquet. Loq. sic.
(2) Fierrez. In Journal de médecine et de chirurgie pratiques, 1856.
(3) Marcé. In Mémoires de l'Académie de Médecine, t. XXIV, p. 1.

sont la débilité constitutionnelle, l'irritabilité nerveuse (faiblesse irritable), les émotions morales, les travaux excessifs de l'intelligence et certains états morbides qui agissent par action réflexe (palpitations réflèxes) sur l'appareil nerveux du cœur ; ce sont entre autres l'hystérie, la gastralgie, les maladies utéro-ovariennes et l'hélminthiasis. (1) Dans d'autres circonstances, les palpitations sont plutôt sous la dépendance des ganglions propres du cœur ; je ne vois pas d'interprétation plus satisfaisante pour les palpitations que produit l'abus du thé, du café, du tabac et de l'alcool. Il est enfin un groupe de cas dans lequel l'hyperkinésie cardiaque peut être légitimement rapportée au trouble isolé du nerf vague ou du sympathique; je veux parler des palpitations qu'on observe dans le cours des maladies cérébro-spinales; souvent alors la lésion est assez circonscrite pour qu'on puisse admettre soit une action paralytique sur le bulbe et le pneumo-gastrique, soit une action excitante sur l'un des foyers du sympathique, en particulier sur le centre cérébro-spinal. A ce dernier ordre de faits doivent être rattachées les palpitations de la chorée. »

Quoi qu'il en soit, quelle que soit la cause primitive qui produit les palpitations, celles-ci entraînent l'insomnie. Cette insomnie agit sur le cœur et les manifestations nerveuses sont aggravées. La persistance des palpitations de cœur est souvent attribuable à l'insomnie.

L'insomnie se montre souvent rebelle et grave dans d'autres états nerveux, qu'ils soient primitifs ou consécutifs à des altérations du sang et de la nutrition interstitielle. On la remarque à la suite du nicotisme et de l'alcoolisme chro-

(1) L'insomnie qui se manifeste par action réflexe dans l'helminthiasis a été signalée. Elle est jointe aux palpitations de cœur et à diverses autres actions nerveuses.

nique, comme chez les sujets qui ont fait un long abus des opiacés.

M. Claude Bernard pense que la nicotine agit sur le système vasculaire par l'intermédiaire du grand sympathique. L'excitation nerveuse est ici la première cause de l'insomnie, à laquelle il faut ajouter l'intoxication du sang par la nicotine.

Dans l'état de cachexie nerveuse que produit l'alcoolisme devenue chronique, l'insomnie est opiniâtre. Nous n'avons pas à revenir sur les différentes formes qu'elle peut revêtir dans ces circonstances. Qu'il nous soit permis cependant de citer ici un cas remarquable d'alcoolisme chronique avec insomnie opiniâtre, vomissements et hémianesthésie complète de tout le côté droit du corps. Ce cas est compliqué par l'existence non douteuse de symptômes épileptiques antérieurs.

Obs. — Le nommé Leroy, cuisinier, âgé de 36 ans, est entré le 21 septembre à l'hôpital Beaujon, salle St-François, pour des vomissements et des douleurs abdominales.

Les vomissements avaient lieu après chaque repas, le malade rendant tout ce qu'il avait pris, hormis le vin et les alcools.

Cuisinier depuis l'âge de 13 ans, il avait, dans les dernières semaines spécialement, été incommodé par des douleurs très-vives et continues, exacerbées après ingestion d'aliments dans l'estomac, ainsi que par des vomissements opiniâtres. Il ne buvait « ni plus ni moins, dit-il, que tous les gens de son métier. »

Du reste le sujet avait joui d'une assez bonne santé depuis l'âge de vingt ans jusqu'à ces derniers temps; mais avant cette époque il avait eu constamment ce qu'il appelle des attaques de nerfs, « et cela à la moindre contrariété; il se tordait et se roulait par terre, les crises durant souvent plus d'une heure, dit-il, et étaient suivies d'un abattement moral et d'une prostration physique complètes. »

Ne se rappelle pas s'être mordu la langue dans ses attaques, mais affirme être tombé brusquement dans tous les cas et sans se débattre : avant de tomber dit avoir entendu comme un grand vent lointain ou comme un bruit semblable à celui des coquillages que les enfants portent à leur oreille pour simuler le bruit de la mer.

Ces attaques étaient aussi précédées immédiatement d'une sensation de picotements partant à la fois des extrémités des membres supérieurs et inférieurs.

Les chutes étaient si brusques, qu'une fois il tomba sur le dos de la tête et s'y fit une large blessure (dont il porte encore la cicatrice), et qu'en d'autres occasions « il tombait sur la face » sans pouvoir se garantir à temps avec ses mains.

Une fois tombé, il ne se rappelait plus ce qu'il avait fait; sa mémoire s'arrêtait à ce qui s'était passé avant sa chute: ces accidents étaient souvent amenés par une discussion, une contrariété; parfois ils avaient lieu sans qu'il en pût apprécier la cause.

Des maux de tête, surtout marqués dans ces derniers temps et à la région temporale ainsi que derrière la nuque, l'ont fait cruellement souffrir; depuis son entrée à l'hôpital il en a souffert davantage; il a toujours été sujet à une lourdeur de tête incommode et n'a jamais pu lire quelques pages d'un livre quelconque sans que la fatigue et un malaise spécial ne le forçassent à cesser.

Ce malade voit plus clair de l'œil gauche que de l'œil droit; perçoit moins bien le froid et le chaud du côté droit. Il a même pris, dit-il, des casseroles brûlantes avec cette main sans le savoir, ne découvrant leur état de chaleur qu'au contact de l'autre main.

Il a de l'hémianesthésie de tout le côté droit; complète

si ce n'est un point de sensibilité persistante à la région hypothénare et un autre au dos de la main ; la région plantaire interne paraît aussi un peu sensible.

Il entend moins bien de l'oreille droite que de la gauche.

La langue est insensible à la piqûre du côté droit, elle ne perçoit ni le sucré ni le salé, ni l'acide dans toute la moitié droite, de la pointe à la base.

La muqueuse pituitaire est insensible de ce côté et le malade ne perçoit pas les odeurs par la narine droite, etc.

Ce malade ne dort presque plus et passe la plupart des nuits sans fermer l'œil ; il ne souffre cependant pas ; « il se sent brisé de fatigue mais il lui est impossible de dormir. Il y a » plus de deux mois que l'insomnie a revêtu cette forme opiniâtre.

Les meilleures nuits sont celles où il a pu goûter une demi-heure de sommeil en dix fois : quelques minutes d'assoupissement, tout au plus, pas de sommeil véritable.

Langlade a souvent de la constipation qui dure de trois à six jours, pour faire place à une diarrhée d'un jour ou deux.

Depuis son entrée à l'hôpital, il a pris du bromure de potassium à doses de 3 grammes par jour, continué pendant cinq jours ; de l'opium en pilules et des purgations d'eau de Sedlitz. Le tout jusqu'à présent sans grand résultat ; le sommeil est toujours absent. Les antécédents alcooliques de ce malade sont peu connus. Il n'existe que peu de tremblements des membres, point de tremblements notables des lèvres ni de la langue.

Nous avons choisi cet exemple, entre mille, comme étant un cas curieux de phénomènes alcooliques relativement rares, et comme indiquant l'insomnie dans une affection où elle n'a pas été assez étudiée jusqu'à présent.

Il nous paraît dans ce cas y avoir eu des phénomènes bien marqués d'épilepsie antérieure.

Nous ne mentionnerons que pour mémoire l'empoisonnement chronique produit par l'opium, ou l'insomnie est souvent opiniâtre; l'abus des opiacés entraînant l'accoutumance et laissant à sa suite un éréthisme nerveux qui est le symptôme dominant de cette cachexie.

Les mangeurs d'opium arrivent à des doses élevées (4 grammes d'extrait et même davantage). Trousseau cite un malade qui absorba 750 grammes de laudanum par jour; et dans les « confessions (1) of an english opium eater » nous voyons des quantités d'opium formidables être ingérées sans produire la mort.

Les mangeurs d'opium sont maigres, hâves, jaunes; leur démarche est chancelante; ils sont voûtés. Les yeux sont excavés et brillants. Les fumeurs résistent plus longtemps. Dans les deux cas les malades sont tourmentés par une insomnie cruelle.

Il est du reste facile à concevoir que les effets physiologiques de l'opium sont ceux de ses alcaloïdes Les convulsions dans les cas d'empoisonnement aigu étant dues à la thébaïne.

(1) Confession of an English opium eater. London 1855, Thomas de Quincy.

VI.

DE L'INSOMNIE DANS LES MALADIES MENTALES.

Il a été constaté dans le chapitre précédent que l'insomnie persistante ne reste pas longtemps essentielle. Les excès de travail, les chagrins entraînent avec l'insomnie des perturbations progressives de la santé.

Dans la période prodromique, le malade n'est sujet qu'à des changements de caractère, des modifications dans les habitudes. L'aptitude de fixer son attention diminue; tout travail sérieux lui est bientôt interdit. La conscience de l'état dans lequel il se trouve, le pouvoir d'apprécier la pente fatale sur laquelle il glisse, ne lui font pas encore défaut.

Cette période prodromique de la folie est souvent caractérisée par une phase raisonnante, lucide et transitoire, qu'il convient de ne pas confondre avec l'entité morbide de même nom, où le malade se rend parfaitement compte des faits qui l'intéressent, et où il apprécie sa position et s'en montre grandement affecté. Ces préoccupations morales réagissent sur l'insomnie qui devient alors absolue.

Hammond cite plusieurs cas de ce genre. Entre autres celui d'un homme d'une intelligence supérieure, écrivain distingué et élégant, qui vint le consulter pour une insomnie rebelle. Cet homme n'était plus satisfait de son travail. Il en discutait lui-même les imperfections, mais sans pouvoir y remédier. L'incohérence la plus absolue, la juxtaposition des mots les plus disparates et les plus sonores, s'y faisaient remarquer. Le malade n'était plus guidé que par le son ronflant de ses périodes. Persistant dans le travail et d'une rare énergie, il avait lutté contre le sommeil pendant des nuits entières. Le succès n'avait que trop tôt couronné ses efforts. La justesse des appréciations que ce malade portait sur toutes choses, son éloquence à défendre ses idées, la raison et l'intelligence qui semblaient présider à toutes sa conversation laissaient douter de l'exactitude de ses assertions. La vue de son manuscrit montra toute la gravité de son état, et l'imminence des complications cérébrales. Le sommeil que Hammond sut rendre à ce malade et l'hygiène rigoureuse à laquelle il le soumit triomphèrent bientôt de l'insomnie, et lui permirent de se remettre au travail avec plus de prudence.

L'aliénation mentale arrive rarement d'emblée. On remarque presque constamment une phase de transition entre l'état sain et la folie, quand les circonstances permettent de suivre le développement de la maladie. Parmi les causes diverses qui produisent la folie, il faut citer en première ligne la longue privation de sommeil.

M. Renaudin cite les infirmiers de Fains. Ces hommes, en rapport continuel avec les aliénés dont le fracas interrompait tout sommeil, devinrent d'un caractère irritable, leur intelligence s'obscurcit, la douceur primitive de leur caractère se changea en brutalité.

Tels sont les premiers effets moraux d'une insomnie prolongée ou d'un sommeil constamment interrompu, trop court ou trop léger.

Chez une jeune fille admise comme infirmière à Maréville, M. Renaudin put constater, à la suite d'insomnies de quelques jours provoquées par la turbulence de certaines malades des symptômes plus graves, précurseurs d'un état cérébral alarmant : hallucinations, excitation, incohérence, difficulté de fixer l'attention, besoin continuel de changer de place, inappétence, fièvre et insomnie; l'opium triompha de cet état alarmant qui présageait le délire maniaque si l'on n'y avait porté un prompt remède.

La maladie une fois établie, l'insomnie est tout aussi grave.

« La privation du sommeil, résultant de l'excitation constante du cerveau des aliénés, joue un rôle considérable dans leur maladie, » dit M. Renaudin.

Il dit encore : « c'est ordinairement par l'insomnie que commencent les retours d'accès périodiques, un embarras gastrique en est le second temps, et, quand on observe les malades sujets à ces intermittences, on est assez heureux quelquefois pour faire avorter l'accès ou en atténuer les principales manifestations.

« Chez les malades à délire continu, dit-il, c'est ordinairement aux insomnies intercurrentes qu'il faut attribuer certaines recrudescences dans le délire. Avec un sommeil réparateur la maladie se réduit à une sorte de virtualité abstraite où l'observateur superficiel arrive facilement à se laisser imposer par l'apparence ; le malade est calme, doux, attentif, inoffensif, et semble pouvoir impunément être rendu à la vie extérieure quand on l'observe à la surface ; mais si l'on cherche à se rendre compte de la véritable situation de ces individus, on ne tarde pas à s'apercevoir qu'on a sous les yeux une sédation momentanée, dont une insomnie de quelques jours suffit pour faire perdre le bénéfice.

« Le délire, dit M. Falret, se manifeste comme symptôme dans l'aliénation mentale, à la suite d'une modification durable ou passagère dans la manière d'être normale du cerveau ; il survient quand trop de sang excite cet organe. Ce symptôme se montre lentement ou brusquement à la suite d'une insomnie de quelque durée. »

L'insomnie, en effet, est un caractère essentiel de l'aliénation mentale, surtout à la période aiguë : « elle se présente avec un tel degré de persistance et d'opiniâtreté, qu'on a vu des aliénés rester pendant plusieurs semaines et même des mois entiers, malgré les moyens employés, sans pouvoir goûter un seul instant de repos ». Quoique ces malades résistent mieux que d'autres à l'insomnie opiniâtre, ils y succombent cependant à la longue.

Dans la *forme rémittente de la manie*, l'insomnie prélude souvent aux exacerbations. Dans la *forme intermittente*, avant-coureur fréquent d'une guérison prochaine, quelques jours d'insomnie peuvent tout remettre en cause. Les intervalles lucides diminuent alors de fréquence et de durée.

Dans la manie qui, dit M. Baillarger, « est caractérisée par une excitation générale et permanente de toutes les facultés intellectuelles et morales, par la violence et le désordre en permanence, » le malade est constamment privé de sommeil, soit dans la période prodromique, soit dans le cours de l'affection ; s'il s'assoupit, le sommeil est incomplet, intermittent, interrompu par des cauchemars pénibles; la circulation est activée vers la tête. Si l'insomnie persiste, « elle affaiblit le système nerveux et détermine une prostration, une sorte d'épuisement, qui a été suivie, dans quelques circonstances, d'une forme plus ou moins grave de stupidité, parfois même de démence paralytique. » (Dagonet).

La *fureur maniaque* se montre souvent à la suite d'insomnies plus prononcées qui frappent de temps en temps ces malades; le retour du sommeil est d'un favorable augure. La *manie transitoire* relève souvent d'une excitation, d'un surcroît de travail intellectuel, dont le résultat est une insomnie plus ou moins opiniâtre.

« Dans ces cas le pronostic doit être réservé, car « rien », dit M. Baillarger, ne peut faire croire que sous l'influence des mêmes causes, les mêmes accès ne se reproduisent pas. »

Savage fait observer que l'insomnie de la manie est le plus souvent bruyante, remuante et affairée, tandis que dans la mélancolie elle peut être parfaitement calme, quoique la privation de sommeil soit absolue.

Savage dit ailleurs que beaucoup de cas de *manie aiguë* lui semblent plutôt exaspérés par le repos, et qu'il serait important de s'en souvenir, car dans ces cas d'insomnie vous ne guérirez pas en ramenant simplement le sommeil (1).

« L'idée de la nécessité de ramener le sommeil, dit-il, a conduit à un large abus de l'opium et du chloral dans ces cas; ces médicaments ont eu plus de fâcheux que de bons effets.

« L'opium ne peut en produire de bons ici, qu'à doses minimes et prolongées.

« Les maniaques peuvent rester bruyants et sans dormir; ils peuvent épuiser ainsi leurs forces et succomber dans la mélancolie. Le repos au lit, même sans sommeil, permet cependant souvent à ces malades de vivre très-longtemps sans risque imminent pour leur vie. »

Nous avons déjà constaté que ces malades résistent mieux que d'autres à l'insomnie. Mais est-ce une raison pour nier l'utilité du sommeil ?

Nous trouvons cette observation curieuse que dans quelques cas de mélancolie automatique les malades repètent

(1) Savage. Guys' hospital reports, 1876. Considérations on the cure of insanity.

la même phrase pendant 14 heures de suite et dorment aussi profondément que possible durant le reste du temps. Dans ce cas le pronostic est défavorable (1).

Le sommeil constamment troublé par des hallucinations est, du reste, un fâcheux symptôme ; il indique une excitation cérébrale derrière laquelle se cache souvent une lésion organique plus ou moins prononcée. On à vu un cas où les nuits étant constamment troublées par la crainte du poison (crainte due à des hallucinations de l'odorat), la guérison s'est cependant produite.

Dans cette forme d'aliénation mentale décrite par M. Falret et M. Baillarger sous le nom de *folie circulaire*, l'insomnie est encore un constant symptôme, du moins dans le stade maniaque de la maladie. Elle persiste autant que ce stade. Le sommeil n'est rendu au malade que lorsqu'il est entré dans la phase suivante de cette affection polymorphe. Dans une de ses intéressantes cliniques, M. Raynaud vient d'attirer l'attention sur une forme spéciale de cette vésanie circulaire dans laquelle le stade maniaque est remplacé par des troubles gastriques, consistant en gastralgie ou dyspepsie généralement acide, et où l'on trouve l'insomnie pendant la période gastralgique qui remplace l'état maniaque. Il faut le calme du sommeil.

Dans la *monomanie érotique*, l'insomnie est constante. Dans la *folie des ivrognes* le délire est joint à une insomnie rebelle ; dans ce dernier cas, si le repos de l'esprit amené par un sommeil convenable ne vient améliorer l'état du sujet, l'on pourra voir se développer peu à peu la démence paralytique.

Dans la *manie raisonnante*, ou sans délire, les périodes de recrudescence violente sont précédées ou accompagnées de la perte du sommeil.

(1) Guys' hospital reports, anno citato.

Enfin, dans la *manie puerpérale*, l'insomnie après un accouchement laborieux, jointe à la suppression des lochies par refroidissement, est souvent une cause des plus actives de la gravité toute spéciale de l'affection. Il en est de même dans la forme de la manie puerpérale qui survient pendant la grossesse. « L'insomnie est un symptôme dangereux dans les cas de folie puerpérale, dit Savage, et c'est l'avant-coureur habituel d'une attaque de démence ».

Telle est l'importance capitale de l'insomnie, au point de vue du pronostic, dans les différentes formes de la manie. C'est là peut-être le symptôme le plus grave qui puisse s'y rencontrer. Le pronostic varie avec l'apparition, la persistance ou la disparition de ce symptôme.

Dans la monomanie, il n'est pas rare de constater quelques lésions du cœur et particulièrement de l'hypertrophie de cet organe, cause si fréquente d'hypertrophie du cerveau. Dans la monomanie mélancolique ou lypémanie, une insomnie cruelle tourmente les malades durant la période aiguë agitante ; cette excitation cérébrale contribue à les accabler de fatigue, elle augmente la prostration dans laquelle ils tombent plus tard. Le retour d'un sommeil plus calme, la diminution de fréquence des hallucinations des sens, et surtout de l'ouïe, est de favorable augure. Le traitement moral qui a pour but de distraire le malade, de l'attacher à une occupation, même futile, qui détourne son attention, amène souvent cette sédation. Le retour d'un sommeil calme et prolongé fait le reste.

L'hypochondrie a été classée parmi les affections nerveuses, elle est liée à des névroses de l'appareil de la digestion ; il ne convient pas de revenir sur cette affection.

Dans la *monomanie ambitieuse* (Megalomanie), l'insomnie et la constipation sont opiniâtres. Des rêves troublent le sommeil qui est incomplet et de plus en plus difficile (1).

(1) Baillarger, Moreau. Annales médico-psychologiques, 1846.

L'absence complète du sommeil est un important symptôme. La transformation possible, quoique rare, de la maladie en démence est souvent liée à sa persistance.

La *monomanie religieuse* revêt la forme épidémique dans certaines circonstances où l'insomnie joue évidemment un grand rôle. L'insomnie jointe à l'inanition a souvent eu les plus déplorables effets dans les enthousiasmes maniaques du moyen âge, que M. Calmeil a décrits : les extases, les exaltations, les actes de fanatisme et de folie des camp-meetings d'Amérique, les pèlerinages de la Russie moderne. Les privations corporelles, l'entraînement de l'exemple contribuent à ces résultats. Le pronostic est infiniment variable. Le retour d'un sommeil normal coïncide avec la diminution de l'exaltation nerveuse.

Dans la monomanie homicide, le malade est poursuivi par des idées de meurtre, des tendances au suicide. Il lutte pendant quelque temps. Un sommeil artificiel peut éloigner l'accès et le faire avorter. Malheureusement ces accès incontrôlables sont brusques. Le médecin est rarement à même d'en apprécier l'imminence, à moins qu'il n'ait une connaissance antérieure de l'état mental du malade.

L'insomnie se manifeste souvent au début dans l'agarophobie, récemment décrite par Westphal (1). Un excès de travail intellectuel, une maladie aiguë, et plus souvent encore peut-être une affection chronique de l'estomac, une cause morale ou physique, déprimante, agissant sur un tempérament nerveux héréditaire, en sont les causes habituelles. L'épuisement parésique du système nerveux moteur (1), qui entraîne une perturbation, du sens muscu-

(1) Westphal. Archiv. für Psychiatrie, 1872.

(2) Cordes rattache l'agarophobie à un trouble pathologique de la portion du cerveau qui préside à la locomotion et à la sensation musculaire générale.

laire, l'hypochondrie ont aussi été invoqués comme causes d'agarophobie.

Dans la folie du doute, dont M. Legrand du Saule a donné une description détaillée (1), les préoccupations continuelles entretiennent une insomnie persistante.

Dans la folie à deux, admise par MM. Lasègue et Falret comme pouvant manifester dans des cas de prédisposition spéciale, surtout chez la femme, la persistance du délire et de l'insomnie de l'un des malades entraîne des manifestations nerveuses analogues chez l'autre. Ces malades réagissent alors l'un sur l'autre pour entretenir et aggraver leur situation réciproque.

Chez les exhibitionnistes (2), les actes vertigineux, le subdélirium, sont précédés par des attaques de sommeil maladif dont on rencontre tant d'exemples au début des diverses affections cérébrales. « Le symptôme qu'offrent ces malades est souvent prodromique d'une affection cérébrale grave, surtout des phénomènes apoplectiques, chez les vieillards et de la paralysie générale chez les individus de trente à quarante ans. » Ces malades sont souvent des individus à intelligence affaiblie, des hypochondriaques, des épileptiques, des déments. Il ne convient donc pas de faire de la tendance aux exhibitions scandaleuses une affection distincte, du moins jusqu'à ce qu'une étude plus complète ait élucidé la question.

« Dans la paralysie générale (3), le sommeil est souvent profond; excepté dans la période prodromique, quand il y a hypochondrie; excepté aussi dans les périodes d'excitation et les périodes ultimes de la démence (4).

(1) Legrand du Saulle. De la folie du doute avec délire du toucher, 1875.

(2) Ch. Lasègue, in Union médicale 1877.

(3) Savage. Guys' Hospital reports.

(4) A la deuxième période de la paralysie générale, quand les sym-

« Dans la démence commune au contraire le sommeil est généralement bon. »

Dans la forme sénile de la démence, quand l'excitation maniaque a marqué la première phase de l'affection, l'insomnie se montre souvent. Elle est accompagnée d'une activité insolite d'une grande susceptibilité, due à la conscience de l'imminence de l'affaissement moral; elle est liée à des désirs érotiques plus ou moins accentués; tous faits qui accélèrent l'arrivée de l'atonie générale qui caractérise la maladie franchement déclarée. Dans la démence confir-

ptômes s'accroissent, il existe des signes plus marqués de congestion cérébrale, et il peut survenir des attaques épileptiformes. Or, l'insomnie, si elle a été un symptôme dominant, a amené une modification dans l'état même du cerveau et des méninges par les modifications circulatoires qu'elle entraîne. Ces modifications qu'on retrouve à l'autopsie sont donc directement ou indirectement liées à la durée et au caractère de l'insomnie. Le pronostic, en tant que durée de la maladie, sera évidemment influencé par les phénomènes qu'offrira le sommeil du malade et la considération de la gravité immédiate qu'il y a dans la persistance de l'insomnie.

« Les lésions constantes, dit M. Bayle, que l'on retrouve après la mort sont caractéristiques d'une inflammation chronique comme celle que l'on observe dans l'inflammation des membranes séreuses comme la pleurésie : épaississement, induration, adhérences pathologiques, exsudations pseudo-membranes, épanchement de sérosité ou de sang; la substance corticale est aussi prise. L'encéphalite est la cause première des symptômes jointe à la méningite; celle-ci précède même souvent un peu l'inflammation de la substance de la surface du cerveau.

Des accès répétés de congestion cérébrale, fréquentes dans l'insomnie chez ces sujets faibles et irritables, amènent par irritation fluxionnaire une altération de la substance corticale du cerveau.

Donc plus les attaques d'insomnie (quelque forme qu'elles revêtent d'ailleurs) sont fréquentes, plus la rapidité dans la marche de la maladie sera accrue, plus le pronostic sera grave.

mée, les fonctions organiques conservent toute leur activité (Esquirol). Le sommeil profond se renouvelle souvent dans la journée.

Dans la vieillesse le sommeil se présente sous trois formes différentes (1).

1° La forme continue. Lorsqu'un individu âgé de 70 ans, ou même davantage, se trouve dans un état cachectique plus ou moins marqué, il dort souvent la plus grande partie du jour et de la nuit; à tel point qu'on est obligé de l'éveiller pour le faire manger. L'appétit reste d'ailleurs normal. Ces vieillards présentent toujours un affaiblissement intellectuel plus ou moins marqué, avec perte de mémoire. Cet état peut se prolonger plusieurs années. La mort arrive ordinairement par suite d'eschares consécutives au décubitus prolongé.

2° Le sommeil diurne habituel, avec agitation et insomnie pendant la nuit. A un certain moment les vieillards chez lesquels le sommeil présente cette anomalie, quittent leur lit et se livrent à des actes plus ou moins déraisonnables. Ce symptôme indique dans la plupart des cas le début de la démence sénile.

3° L'absence continuelle et complète du sommeil. Cet état alarmant est toujours précurseur d'une affection cérébrale grave.

L'on remarque l'insomnie, dit M. Renaudin, comme élément primordial de ce marasme qui met fin à la vie de certains malades qui n'ont d'autre lésion apparente qu'une déperdition graduelle des forces, une véritable inanition par défaut d'assimilation. Aussi indique-t-il que la période de prostration offre d'autant plus de dangers que la période d'excitation a été signalée par une insomnie plus opiniâtre.

(1) Du sommeil chez les vieillards. Gazette med. di Roma. Aprile, 1876.

OBSERVATION. — Auguste Voisin (Clinique, 25 janvier 1877).

« Femme de 78 ans, aveugle depuis 30 ans, aux Quinze-Vingts depuis 1860 ; évacuée sur la Salpêtrière il y a deux jours à cause du trouble qu'elle occasionnait dans le dortoir. Cette femme, qui pendant la journée est dans un état tout à fait normal, entend pendant la nuit des voix menaçantes et voit des gens qui veulent la tuer. Cette agitation nocturne a été facilement dominée par des injections sous-cutanées de 0,003 millig. de chlorhydrate de morphine à 4 heures du soir, suivies, trois heures après, d'une potion avec 0,25 centig. de chloral hydraté. Grâce à cette médication simple, la malade, dont les nuits étaient si agitées, dort paisiblement jusqu'à 5 heures du matin. »

Ce traitement est excellent, « il permet de conserver dans leur famille de malheureux vieillards que l'insomnie, plus ou moins hallucinatoire, a fait placer dans des asiles d'aliénés, quoique toute la maladie consiste dans ces cas en une insomnie rebelle (A. Voisin). »

Dans les accidents cérébraux saturnins, quand les symptômes ne sont pas brusques et qu'il existe des prodromes, on peut noter « de la somnolence ou un sommeil agité et fréquemment interrompu..., un état d'inquiétude et de tristesse qui pousse les malades à pleurer (A. Grisolle). »

D'après Tanquerel des Planches (1), on (2) peut observer, avant que l'encéphalopathie saturnine n'éclate, des troubles fonctionnels du côté du cerveau, de la céphalalgie générale ou partielle. Le sommeil fait défaut, et l'apparition

(1) Tanquerel des Planches. Traité des maladies de plomb ou saturnines. Paris 1850.

(2) Renaut. Thèse d'agrégation 1875. De l'intoxication saturnine chronique.

de l'insomnie complète constitue chez les saturnins un signe pronostic grave, puisqu'elle indique l'imminence des phénomènes encéphaliques. Il en est de même dans deux autres empoisonnements analogues : l'urémie et l'acholie.

Dans la forme délirante des accidents saturnins, « le quart des individus sont atteints de délire ; ce délire est quelquefois (chez un tiers) calme, et ne consiste qu'en une déviation dans les idées sans aucune espèce d'agitation. Il n'en est plus de même chez les autres malades (deux tiers), dont le délire est furieux ; ceux-là crient, jurent, vocifèrent, mettent en pièce leurs vêtements... ; enfin il en est dont l'agitation maniaque est encore excitée par des illusions ou par des hallucinations... Le délire n'est pas toujours complet, universel ; souvent, en effet, on peut obtenir des réponses justes aux questions qu'on adresse aux malades ; beaucoup offrent ce mélange de raison et de délire qui caractérise la forme de folie qu'on nomme raisonnante.

Après avoir duré pendant un ou plusieurs jours d'une manière continue, on voit chez quelques malades l'agitation se calmer ; bientôt ces individus s'endorment, et après un sommeil paisible de cinq, six ou douze heures, ils se réveillent tout à fait raisonnables, n'ayant aucun souvenir, ou ne conservant qu'une idée confuse, des scènes de la veille. Le plus souvent alors les malades sont guéris. »(1).

Dans la forme comateuse, « le malade reste ordinairement paisible dans son lit, dit le même auteur. Il a l'aspect d'un homme profondément endormi. De temps en temps ce sommeil léthargique est interrompu par des cris ; et le plus souvent par des plaintes. Tantôt on observe un peu d'agi-

(1) Grisolle. Des accidents cérébraux saturnins, t. II, p. 33, édition 1869

tation, et le malade remue, se jette d'un côté et d'un autre, se lève sur son séant, se met à genoux, et, dans ces divers mouvements, ses yeux sont fermés ou largement ouverts: mais il semble dans ce dernier cas ne distinguer aucun objet extérieur : ses pupilles sont larges ou médiocrement dilatées et ont peu de mobilité. »

Dans l'intoxication alcoolique aiguë (succédant ou non à l'ivresse) se montrent dès le début des troubles encéphaliques, une insomnie opiniâtre ou partielle, accompagnée de rêves inquiets. Le malade a des apparitions effrayantes, qui laissent une forte impression au réveil.

Si le sommeil calme et naturel revient, le pronostic est favorable ; il est au contraire fâcheux dans le cas où l'excitation cérébrale et le délirium s'accentuent par une insomnie plus pénible.

Dans la *mania a potu* « les hallucinations de la vue et de l'ouïe sont surtout fréquentes », dit M. Grisolle, « et c'est probablement à cause d'elles que beaucoup de ces malheureux se suicident... La figure de ces individus, tantôt pâle, tantôt injectée, porte l'empreinte de la souffrance et de la fatigue, lorsque l'insomnie se prolonge pendant plusieurs jours de suite. Cependant, les malades finissent par s'assoupir et même par dormir paisiblement... Au réveil, la plupart sont guéris, ou plutôt ne conservent qu'un peu de confusion dans les idées, de la pesanteur de tête, et une certaine hésitation dans les mouvements. »

Chez les crétins, le sommeil a une intensité particulière : ils restent profondément endormis jusqu'à ce qu'on les réveille par des secousses ou en criant à leur oreille.

Quelques-uns se réveillent à des heures régulières ; mais ils ont en général grand'peine à se remettre de l'étourdissement dans lequel ils sont plongés (Dagonet).

En résumé et d'une manière générale :

Le pronostic de l'insomnie est toujours sérieux, parfois grave, quelquefois fatal. Passagère, elle produit la constipation, la dyspepsie, l'état fébrile. Rebelle, elle entraîne des effets funestes : délire, congestions cérébrales, apoplexie.

Elle donne toujours plus de prise aux manifestations nerveuses du nervosisme, de l'hypochondrie, de l'hystérie.

L'importance de l'insomnie persistante, comme cause éloignée de la folie, en fait un des prodromes les plus constants de l'aliénation mentale.

Elle diminue la lucidité de l'intelligence chez les gens sains d'esprit.

Elle cause des rechutes quand le système nerveux central et l'intelligence ont subi une première atteinte.

Le retour du sommeil est partout d'un favorable augure. C'est comme phénomène critique qu'il se montre souvent dans les affections diverses, ainsi que l'avait constaté Hippocrate.

VII.

TRAITEMENT.

Le traitement de l'insomnie (1) ne peut qu'être effleuré dans une simple note. Nous nous efforcerons cependant d'établir un certain ordre et une dénomination très-sommaire; nous attachant à suivre, autant que possible, la division physiologique admise dans le deuxième chapitre. Il est des médicaments dont les effets physiologiques sont assez peu connus, assez complexes, assez discutés, pour qu'il ne soit pas toujours facile de procéder ainsi; cependant la plupart des moyens et des médicaments usités contre l'insomnie ont une action dominante, qui l'emporte sur les actions secondaires et de moindre importance. On peut donc, en ne considérant que l'action dominante, dire que ces moyens et ces médicaments agissent soit sur la cellule nerveuse directement pour en modifier la modalité et l'éréthisme d'une manière qui nous est encore inconnue; soit sur la cellule nerveuse indirectement par l'intermédiaire d'une modification préalable dans la quantité du sang, ou, ce qui est plus rare, dans sa qualité. Quels que soient les moyens employés pour ramener le sommeil, ils tendent donc tous au même résultat: anémier le cerveau, lui enlever une quantité de sang telle qu'il puisse s'assoupir. Mais ce résultat n'est

(1) Le traitement de l'insomnie, surtout en ce qui concerne l'usage des opiacés, est bien étudié par M. Fouquet, de Montpellier, dans une thèse publiée en 1870, M. Fouquet lui consacre plus de la moitié de son travail.

pas produit par les mêmes moyens dans tous les cas : tantôt c'est en diminuant l'excitation de la cellule nerveuse que l'on entraîne une détente dans l'action réflexe sur les vaisseaux encéphaliques, d'où leur déplétion et le sommeil, tantôt c'est en agissant sur le sang que l'on produit l'anémie cérébrale.

Il ne peut être question de chacun des moyens à employer contre l'insomnie qui tient à l'excitation du système nerveux. Il n'est point de traitement à indiquer pour combattre l'insomnie qui provient de la douleur; résultant d'une affection physique, ou bien d'une cause matérielle extérieure. Soulagez le mal dans le premier cas, éloignez l'agent de gêne dans le second, le sommeil peut revenir. Le bon sens indique que le traitement médical, chirurgical ou hygiénique le plus simple est le seul possible.

Les causes d'insomnie qui ont pour origine les névroses, et la folie; celles qui naissent de l'état d'éréthisme du système nerveux général et du grand sympathique, ou qui se lient à des modifications dans la manière d'être de l'encéphale, une fois reconnues; le traitement approprié est appliqué avec toute chance de succès.

Ce traitement comprend les médicaments et les moyens les plus divers. Il variera nécessairement suivant les circonstances. Vouloir donner l'opium et le chloral à tort et à travers est une manière d'agir qui ne saurait être encouragée. Elle a jeté le discrédit sur nombre de praticiens.

Les avantages que l'on retire de l'usage de ces précieux médicaments ; la réussite qui suit, dans bien des cas, un usage aveugle de ces médicaments, ont conduit à des pratiques blamables. Ce n'est que dans les cas d'urgence exceptionnelle, ou quand un examen nécessairement rapide n'a pas permis de déterminer quelle est la cause de l'insomnie, qu'il est permis de se fier ainsi à l'action reconnue des hypnotiques.

L'opium (dont l'action primitive sur la cellule nerveuse est admise par M. Luys) est singulièrement déchue de l'importance qu'on lui attribuait autrefois. Il n'en conserve pas moins la place la plus importante dans la liste des médicaments à employer contre l'insomnie. La morphine, la narcéine, la codéine ; et, d'une manière bien moins importante, le lactucarium, la lactucine, et la thridace sont et resteront parmi les moyens les plus efficaces pour combattre ce symptôme. Dans l'hypochondrie et la folie on préfèrera la narcéine. Ce sera au médecin à juger de l'utilité qu'il y aura d'employer l'un ou l'autre de ces médicaments; dont les actions secondaires sont si différentes. Le laudanum, l'opium en nature, réussiront souvent mieux que les alcaloïdes de l'opium. Graves et Crawford considèrent l'opium comme le meilleur remède contre l'insomnie ; ils ne reculent pas devant un traitement prolongé par l'opium, en augmentant graduellement jusqu'à atteindre des doses très-fortes. « Pour l'administration de ce médicament, dit Graves, il faut choisir le moment que la nature a adopté pour le sommeil, moment qui varie selon les circonstances et les habitudes du malade. » Il avoue qu'il ne faut pas dépasser certaines limites « car le malade s'habituerait à ne pas dormir sans les opiacés, ce qui, ajoute-t-il, « est une mauvaise chose. » Les opiacés réussissent, dit-il encore, dans la fièvre ; soit par la bouche soit en lavements. » Il préconise leur emploi dans ces formes incomplètes de délirium tremens qui ne sont qu'une ombre de la *mania a potu*, et qui cèdent en effet à l'usage de la morphine unie aux amers: teintures de colombo, de gentiane, de cascarille, de quinquina. Il a souvent recours dans ces cas à l'action adjuvante du tartre stibié.

Les découvertes du chloral et du bromure de potassium ont été de la plus grande opportunité en fournissant souvent le moyen de combattre l'insomnie tout aussi bien et avec moins d'inconvénients qu'en ayant constamment recours aux opiacés. L'usage brusque de ceux-ci, surtout à des doses élevées, n'est pas sans danger ; l'emploi longtemps continué entraîne l'accoutumance, l'accroissement progressif des doses, les désordres de diverses natures.

Le chloral est d'une grande utilité contre l'insomnie à cause de son innocuité, de la facilité de son administration, de la promptitude de son effet. Il a l'avantage de pouvoir être donné en lavement, quand l'irritabilité de l'estomac élimine cette dernière voie d'absorption. Il a été récemment employé avec succès dans les opérations chirurgicales, dans lesquels, en forçant un peu les doses, on obtient souvent une anesthésie suffisante.

Il ne s'agit pas de discuter ici si le chloral se décompose, en présence du bicarbonate de sodium du sang, en chloroforme et en formiate de sodium ; l'action sur le système nerveux nous intéressant seule.

De même que pour l'opium, l'accoutumance pour le chloral se fait assez rapidement sentir. Il convient, dans les cas d'insomnie rebelle, d'avoir recours à d'autres moyens; soit concurremment, soit successivement. Cet inconvénient se retrouve dans la plupart des médicaments usités contre l'insomnie. C'est en sachant varier à propos le traitement, quitte à revenir aux premiers moyens, que le praticien habile triomphera souvent d'une insomnie persistante. Il faut aussi tenir compte des idiosyncrasies qui sont si fréquentes quand il s'agit des médicaments employés contre l'insomnie.

Les inhalations de chloroforme ont été employées avec succès en Angleterre, pour combattre l'insomnie des aliénés. Ce moyen, qui est dangereux, ne devrait être essayé qu'en désespoir de cause.

Le bromure de potassium, à doses de deux et quatre grammes par jour, a une action manifeste sur l'excitation du système nerveux. C'est à ce médicament que Hammond a recours dans bien des cas d'insomnie essentielle. Il est d'une grande utilité dans les névroses. Son action immédiate est passagère ; son action ultime est plus durable. Il agit de suite en calmant momentanément l'éréthysme de la cellule nerveuse encéphalique ; plus tard il agit en produisant une amélioration permanente de la santé.

Il convient dans le nervosisme, l'hystérie et l'hypochondrie.

Il forme la base du traitement de l'épilepsie ; comme de plusieurs maladies mentales.

Quand le bromure de potassium, d'une pureté vérifiée, est mal toléré, on aura recours aux sels de fer, d'ammonium, de zinc, qui ont l'avantage de ne point affaiblir le malade autant que le sel de potassium. Ce changement est surtout indiqué quand il s'agit d'administrer le brome à des sujets débilités, à ceux qui sont atteint d'une maladie chronique comme l'épilepsie ; on reviendra plus tard, s'il le faut, au sel de potassium.

L'action du brome est vraiment merveilleuse dans les insomnies qui suivent l'excès du travail intellectuel, les soucis, les chagrins, l'habitude prise des veilles. Il agit comme hypnotique en diminuant le pouvoir réflexe. C'est un auxiliaire très-efficace, et souvent un bon remplaçant du chloral. Hammond et Brown-Séquard l'ont employé avec succès pour produire dans ces circonstances la sédation nerveuse sans laquelle le sommeil est impossible. Cette sédation est définitive si l'éréthisme nerveux n'est pas habituel. Elle ne peut être que momentanée si l'excitation est devenue une manière d'être du système nerveux. L'action somnifère est produite par des faibles doses : un ou deux grammes pris, comme l'indique Hammond, immédiatement avant de se coucher ; un gramme même, dans une tasse d'infusion de tilleul, est une potion somnifère efficace et complètement inoffensive.

Nous ne mentionnons que pour mémoire l'action indirecte du brome qui vient se joindre à l'action hypnotique directe, quand l'insomnie est liée à un spasme local on réflexe, ou bien à la douleur. La cause de l'insomnie a été supprimée.

Tels sont brièvement les médicaments qui exercent une action propre et élective sur l'insomnie en agissant principalement sur le système nerveux. Si cette liste des hypnotiques directs agissant sur le système nerveux est peu étendue, elle contient cependant des médicaments d'une efficacité remarquable. Elle fournit les armes les plus puissantes pour combattre l'insomnie.

La liste des hypnotiques indirects agissant sur le système nerveux est trop longue pour qu'il soit possible de les décrire. Une revue sommaire est seule possible.

Les anti-spasmodiques stimulants conviennent dans l'insomnie des hypochondriaques et des hystériques ; dans le subdelirium et le coma vigil des fièvres typhoïdes ; et dans la pneumonie. Le musc est surtout utile dans ce dernier cas.

Le musc peut être combiné à l'asa fætida et donné à la dose de 0,05 c. toutes les deux heures, comme le veut Graves. Quand il s'agit de l'affection hypochondriaque ou de l'hystérie, l'asa fætida agit en diminuant la flatulence qui est souvent une des causes qui entretiennent l'insomnie de ces malades. Quand l'asa fætida est donné seul, il peut l'être à la dose de 0,10 à 0,15 c., trois fois par jour (Graves).

La valériane, le valérianate d'ammonium, de quinine, ont souvent donné d'excellents resultats dans les troubles qui consistent en un défaut de tonicité et de stimulation du système nerveux ; principalement dans les insomnies anémiques, les vertiges asthéniques. Ces médicaments sont contre-indiqués quand il y a congestion active considérable ; ainsi que dans les phlegmasies cérébro-spinales. On ne doit y recourir qu'avec prudence. Le valérianate de quinine a été utile dans les cas de marasme nerveux fébrile avec insomnie rebelle ; à cause de son double mode d'action.

Le valérianate de zinc, le castoréum, le camphre, la belladone, la jusquiame, le datura-strammonium, l'aconit, les divers sels de quinine sont tous des hypnotiques indirects agissant sur le système nerveux. Le valérianate de zinc est utile dans l'insomnie qui est liée aux troubles de la sécrétion gastro-intestinale ; le castoréum dans l'insomnie qui se rattache à l'aménorrhée avec tympanisme du ventre ; le camphre dans l'excitation génésique avec perte de sommeil. La belladone remplace avantageusement l'opium dans l'insomnie qui se manifeste dans les affections nerveuses du tube digestif et de ses annexes : gastro-hépatalgie et gastro-entéralgie ; elle agit dans l'insomnie des épileptiques en modifiant la sensibilité réflexe excessive. La jusquiame, prise à petites doses, est employée par M. Lawson (1) dans les cas d'aliénation où l'excitation et l'insomnie dominent.

Le même auteur l'emploie « dans certains cas d'épilepsie où le chloral ne réussit pas : dose 3[4 de grain à 1 grain. Dans les rétentions d'urine qui se rencontrent dans le cours des maladies des centres nerveux dans lesquelles il y a contraction du sphincter, ce médicament amène la diurèse. Employé aussi dans l'ataxie et les scléroses. »

Le datura strammonium a les mêmes effets.

L'aconit rend de grands services dans l'insomnie qui est

(1) West riding lunatic asylum reports, vol. VI. On hyoscyaminis in the treatment of some mental diseases; by Robert Lawson.

liée aux névralgies congestives et acrodyniques, surtout dans la névralgie du trijumeau ; de même que dans celles qui se rattachent aux palpitations nerveuses. Il est bon que les voies digestives soient libres et débarrassées de leurs mucosités par l'administration préalable d'un éméto-cathartique ; l'aconitine trouvant alors dans le suc gastrique des acides suffisants pour permettre son absorption.

Enfin les sels de quinine sont utiles dans les insomnies des fièvres intermittentes larvées, dans l'ataxie typhoïde, dans les névroses cardiaques avec excitation. Son efficacité dans les insomnies avec palpitations et surexcitation du cœur l'ont fait considérer comme le véritable opium de ce viscère. Il est contre-indiqué quand il y a faiblesse, dans les lésions organiques avancées, dans les cas d'irrégularités, d'intermittences ou de défaillances du cœur. On lui substituera alors la digitale.

En résumé il y a donc deux manières distinctes d'obtenir le sommeil quand l'insomnie se rattache à une modification primitive du système nerveux : 1° agir sur le cerveau ; 2° agir sur les symptômes nerveux. On sera guidé dans le choix que l'on fera des hypnotiques directs ou des hypnotiques indirects par la connaissance de la cause même de l'insomnie En modifiant l'éréthisme nerveux du cerveau on obtient directement le sommeil ; en supprimant, dans d'autres cas, la cause nerveuse qui entretient l'insomnie, on arrive au même résultat. Il faut toujours chercher à reconnaître la cause de l'insomnie. Il n'est jamais permis de procéder avec empirisme.

Il est des moyens très-simples qui agissent, contre l'insomnie qui tient à l'excitation nerveuse. Les bains tièdes prolongés lorsqu'il n'y a pas faiblesse excessive donneront une sédation rapide, mais passagère. Les douches, les bains froids, rationnellement employés, produiront des résultats qui, pour s'être fait attendre plus longtemps, auront plus de durée. Le premier moyen sera un adjuvant puissant au traitement de l'insomnie nerveuse accidentelle, le second sera plus spécialement réservé pour les cas rebelles, liés à une maladie nerveuse générale.

L'hygiène morale et physique a une action incontestablement puissante. Si l'on n'a pu faire un traitement prophylactique de l'insomnie dès les premières manifestations nerveuses, il convient en tous cas d insister sur la suppression des causes d'excitation que l'on peut soupçonner. On prescrira le repos intellectuel ; le changement de lieu, ou mieux encore le séjour à la campagne, les occupations manuelles ; les distractions ; le grand air et l'exercice ; quand il s'agit d'une insomnie entretenue par les veilles, les fatigues intellectuelles, les chagrins, ou les passions. Quand l'insomnie est liée à une maladie qui élimine par sa gravité la possibilité de recourir à ces moyens, ou quand il existe d'autres causes opposantes, on agira sur l'imagination du malade, souvent vivement frappée. En l'encourageant un peu on arrive à produire une amélioration souvent inespérée, surtout lorsqu'il s'agit du nervosisme et de l'hystérie ; affections dans lesquelles le malade offre une mobilité d'humeur excessive et attache une grande importance à l'opinion que l'on exprime sur les chances de sa guérison. On recommandera dans tous les cas aux malades de dormir en ayant la tête un peu haute, de se servir d'oreillers un peu durs, d'éviter de se couvrir la tête avec des étoffes épaisses, comme le font tant de personnes ; de faire renouveler l'air de leur chambre et d'y entretenir la fraîcheur.

« On ne peut songer à faire intervenir l'action de la volonté pour produire le sommeil. Le sommeil qui consiste dans le relâchement des puissances musculaires, veut être affranchi de l'influence de la volonté. Vouloir obtenir ce bienfait, c'est se condamner à une insomnie volontaire; c'est infailliblement éloigner le sommeil. On peut donner l'explication de ce fait en reconnaissant que l'effort de la volonté amène dans le fonctionnement cérébral une activité congestive incompatible avec le sommeil (1). »

Il a été dit que dans certains cas l'insomnie dépend d'une modification primitive de la quantité ou de la qualité du sang qui agit sur le cerveau, ou bien des actions complexes de la fièvre. Les moyens qu'il convient d'employer ici agissent tous indirectement contre l'insomnie. Ils comprennent la plupart des médicaments usités de nos jours dans les altérations morbides du sang, les intoxications; dans les congestions actives relatives et absolues. Citons seulement comme parmi les plus utiles l'émétique, la digitale, les cathartiques et les drastiques, les reconstituants et les amers, les révulsifs externes, les saignées locales. Celles-ci ont été employées par Hammond avec succès.

Il est inutile d'insister davantage. Tous les agents de la thérapeutique (2) et de la chirurgie peuvent, à un moment donné, être considérés et utilisés comme hypnotiques indirects agissant soit sur le système nerveux, soit sur le système sanguin.

Ce sera au médecin à choisir parmi tant de moyens divers. Qu'il reconnaisse d'abord la cause de l'insomnie. Qu'il

(1) Joly. La volonté considérée comme puissance morale et moyen thérapeutique. In Bull. Ac. de méd., 1875, p. 1139.

(2) Il n'est pas jusqu'au café et à l'alcool qui ne puissent, dans certains cas spéciaux, être indirectement utiles contre l'insomnie. Le café dans les céphalalgies congestives et dans l'empoisonnement chronique par l'opium (où il forme des composés insolubles avec les alcaloïdes); l'alcool dans l'insomnie anémique, dans l'insomnie liée à la dyspepsie et à l'épuisement nerveux qui se manifestent pendant le cours ou pendant la convalescence des maladies aiguës adynamiques.

sache si c'est l'excitation nerveuse simple ; ou bien une manifestation nerveuse locale. Qu'il détermine si l'insomnie tient au nervosisme, à l'hypochondrie, à l'hystérie ; ou bien à la folie. Qu'il apprécie l'état de la circulation et l'état du sang. Les modes de traitement se présenteront alors d'eux-mêmes à son esprit. Le malade ne sera plus livré aux essais illogiques de l'empirisme.

La guérison suivra, dans bien des cas, l'application méthodique du remède indiqué.

INDICATIONS BIBLIOGRAPHIQUES ACCESSOIRES

GUIL. ROBINEAU. An animi exercitium Lethargicis prosit (aff.), 1551. — JO. BEAUCHESNE. Est ne melior per somnum quam per vigilias, coctio ? (aff.) 1572. — CL. BELIN. An melior concoctio sit somno quam vigilia ? 1593, — BART. BARALIS. An certo tempore somnus conveniat ? (aff.) 1615. — REMIG. L'ÉVÊQUE. Au somnus a cibo ? (aff.) 1625. — GILB, PUYLON. An insaniæ ab amore υπνωτικα ? (aff.) 1630. — PETR. REGNIER. An bona cerebri temperies princeps somni causa ? (aff.) 1645. — NIC. BLANCHET. Est-ne autumnalibus insomniis fides habenda ? (nég.) 1645. — ANT. BOURGAUD. Sunt ne temperatissimi hominis somnia purgatissima ? (aff.) 1648. — ALAN. LAMY. An phrenetidi hypnotica ? (aff.) 1654. — COLLET. Dissert. Th. 66, p. 30. Insomnie semeïotique (art. allemand). — Archives de médecine, t. X, 5e série, p. 225. — Journal de Lucas-Championnière, 7188-6743-7714-3825-3567. — SCHENKEN. De salutaribus ægrotantium agrypniis. Erfürth, 173, t. CCXXVI, th. 7. — SCHEIDER. De somno et insomniis. Argentorati, 1633, t. XXXIV, th. 4. — AGERIUS. Strasbourg, 1633. — CAR. de LA-

VAL. An somnus visceribus vigilia jucundior? (aff.) 1659 — HENRICUS MAHIEU. An vita sine sumno? (neg.) 1667. — FR. GANEL. An ex insomniis temperamenti cognitio (aff.) 1685. — MICHEL SANVALLI. An pejor vigiliarum quam somni excessus? (aff.) 1692. — OLIVIER BONGOURD. An obesis somnus brevis salubrior? (aff.) 1733. — COURTIN. An corporis affectiones dignoscantur insomniis, 1576. — JOANNES COUSIN. An ad prognosim insomnia; sommus? 1610, — CLAUDIUS LEGUYN. An ex insomniis morum morborun indicia? 1829. JEHAN BONIER. An insomnia medico utilia, necessaria? 1640. — GERMANUS PREAUX. An qui multum vigilant : ad negotis prompti ; ingeniosi? 1645. — FR. GOUEL. An vigilia acuit, somnus hebetat ingenium? 1659. — ALBERTI. Dissert. de somno morborum causa. Hal. 1726. — ARGENTERIUS. De sommo et vigilia. Paris, 1568, 4. — BARALIS. Ergo saturis quam jejunis vigilia infensiores. Paris, 1633.— PECHLIN. L. III, observ. XLI. Effectus somni et vigiliarum. — CAMPER (Peter). De somno et vigiliæ indole, atque usu in morbis qui manu curantur. Videte ejus dissert. X, n° 8. — CHRISTIANI. De somno atque ejus in morbis efficacia, 1700. — Effets du sommeil et de la veille dans le traitement des maladies externes. Paris, an VI. Salyb. med. chir. Zeit. 1798, B. III, p. 177. — ETTMULLER. Dissert. de vitiis circa somnum vigiliasque Leips, 1720. — FINOT. Non ergo vita sine somno. Paris, 1667. — FLEISCHMAN. Dissert. de somno et vigilia. Arg. 1590. — FRANCUS. Quandiu dormiendum? Sab. 18 . — GASNIER. An obesis somnus brevis salubrior. Paris, 1733. — HANDTING. De justa somni salutaris quantitate et mensura. Rostoch 1755. — HARDOIN. Ergo certo tempore somnus convenit. Paris 1615. — KRUGER. Dissertat. de somno, morborum matre et filio, Helmst, 1754. — LABBÉ. Ergo pejor vigiliarum quam somni excessus. Paris, 1692. — MORAND. Ergo somnus visceribus vigilia jucundior. Paris 1659. OTTO. Dissert de justo somni usu in secunda et adversa valetudine. Francf 1806. — RICHTER. Pr. de salutaris somni mensura et tempore. Goett. 1753. — STIEFF. De morbis ex somno. Leips. 1743. — THEBESIUS. Dissert de somno ut signo. Leips. 1740. — 1724 DE L'ÉPINE. An alimentorum concoctio felicior somno, vigiliis? — ANTONIUS LEPY. An de insomniis aliquid inferri possit; tum ad cognitionem, tum ad curationem morborum? — NICOLAS BAILLY, An temperamentum ex insomniis cognoscitur? — CHABERT (Philib.) Du sommeil. Paris, an IX (1800) in-8°. — CHOQUET (an V.). Hypnologie, ou sommeil considéré dans l'état de maladie. Thèse, Paris. 1808, in-4°. — HEUTGINGER (K.-F.). Comment. semeiol. de variis somni vigilarumque conditionibus morbosis ; earumque in morborum et diagnosi et prognosi dignitate. Eisenach, 1820, in-8. — AMMON (FR.-A.) Comm. semeiol. in quo somni vigiliarumque stat. morb. symptomat. exhonentur. Gœttinguen, 1820, in-8. — CURCI. Del somno naturale : Annali uuiversali di medicina, septembre 1874. — FAZIO. Sub somno naturale. In Morgagni VIII, 1774. — PFLUGER. Théorie du sommeil, trad. par THOMAS, in Revue de Hayem, 1876. — BAILLARGER. Etat intermédiaire de veille à sommeil. Paris. — Du sommeil et de la vie latente, 286, t. VII, 1855. — DESNOS. De l'état fébrile, Th. agrég. 4860. — HENNE (Paul). Sommeil naturel, 91, t. IX, 1872. — LANGLET. Physiologie du sommeil, 388, t. X, 1872. — JULES FABRET. De la Paralysie générale. Thèse, — GRAVES. Leçons de clinique médicale. Trad, JACCOUD. — Edinburgh medical and surgical journal, 71, 121 à 11, 533. — British medical reviw. : 22,407, 22,54 21,110, 20,16, — Maladie du sommeil. Medical Times and Gazette, 19 July, 1873. — Sommeil par épuisement Centralblat für d. Med. Wissench., p. 35. — GUENEAU DE MUSSY. Insomnie, clinique, collect. in-h, t. CDXLIII, n° 3, 1866 ; in Union médicale, juillet 1866. — CHEVALLIER. Sommeil. 68, 1813. — CHOQUET, 124. 1808. — DUVOISIN de SOUMAGNAC, 331, 1815. — FRAIN. In-8, 169, XI. — GADON. 98, 1808. — HAILLECOURT, 197, XII. — LEFÈBRE, 4, 1811. — GUIAUD. Essai physiologique et pathologique sur le sommeil, 114, 1816. — REBOUR. Influence de la veille et du sommeil sur l'homme malade, 59, 1819. — CHOUPPE. Sommeil, 64, 1829. — BARÈS. Du sommeil sous le point de vue sémeiologique. 12 janvier, 16, 1839. — ELOIRE. De la prolongation et de la diminution du sommeil, 289, 1821.

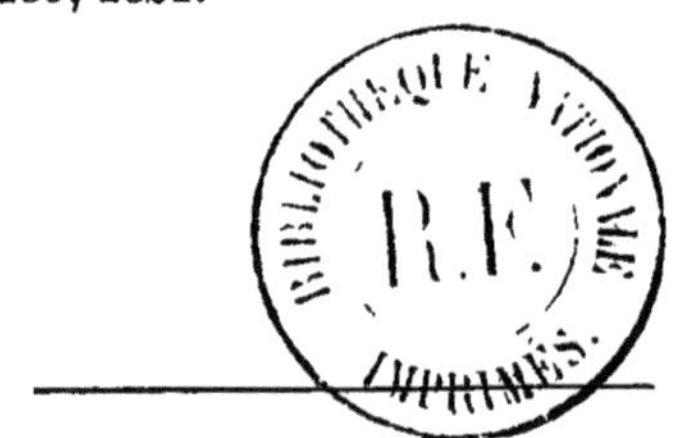

Paris. — A. PARENT, imprimeur de la Faculté de Médecine, rue M.-le-Prince, 29-31.

www.ingramcontent.com/pod-product-compliance
Ingram Content Group UK Ltd.
Pitfield, Milton Keynes, MK11 3LW, UK
UKHW021112200726
13857UKWH00003B/1214